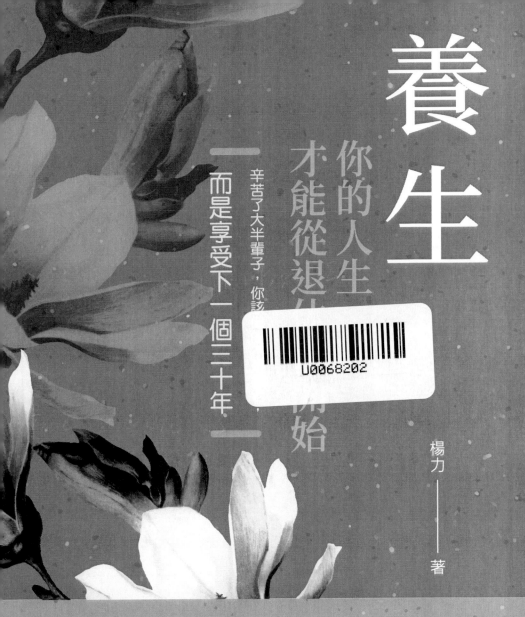

養生

你的人生才能從退休開始

辛苦了大半輩子，你該——而是享受下一個二十年——

U0068202

楊力——著

未病先防！既病防變！病盛防危！

「人四十，陽氣不足。損與日至」——《黃帝內經》

中年，既是生理功能的全盛時期，又是進入衰老的過渡階段

跟著中醫一起養生，延長壽命的同時，也要提高生活的品質

暢銷書《我的優質人生從退休後開始》

作者 許惠妙 真情推薦

崧燁文化

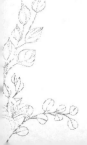

目錄

睡眠養生，精氣神的補充劑

上工治未病，常見病的預防養生之道

經絡養生，用按摩來留住健康

藥食同源，飲食養生防病抗衰老

藥物養生，獻給體質虛弱的父母

動靜養生需結合，陰陽平衡兩相宜

季節養生，與大自然天人合一

8 | 目錄

前 言

兒女是父母的心頭肉，每一位父母為了兒女的健康成長都付出了長久的努力。幾十年的辛苦和青春，換來了兒女的成熟。當兒女們成家立業，父母們也走到了中年，漸漸邁入老年。這時候，一些父母終於得以安享天年，還有一些父母依然要為工作、為家庭奔波勞苦，甚至比年輕時更加勞累。而此時，身體也不斷發出警訊，負擔過重，讓中年父母難以承擔。

中老年健康問題，日趨嚴重。父母們不能為了下一代而損毀自己的健康，真的為下一代著想，我們也要健康快樂的生活，不給年輕人添麻煩。所以我們也該關心我們自己的健康問題，給自己一個最健康的生活狀態，以最精神的面貌，和兒女們過著幸福的生活。

中年是人生中的一個非常時期，既是人體生理功能的全盛時期，又是開始進入衰老的過渡階段。中醫經典《黃帝內經》中說，男子在中年以前，精力旺盛，筋骨強健，肌肉飽滿。中年之後開始出現「腎氣衰」現象。女子中年以前，皮膚光滑細膩，頭髮有光澤，身體強壯，面貌嬌嫩。中年之後，精力開始不濟，皮膚及面容逐漸衰老，失去光澤，頭髮枯疏，月經減少直至消失。

《黃帝內經·靈樞》曰：「人四十，陽氣不足。損與日至」，就是說，人進入中年以後，陽氣就開始走下坡路，很多疾病都容易在這個年齡層發生。糖尿病、腦動脈硬化症、腦萎縮的形成和加重多從中年開始；原發性心血管疾病大多是在中年以後開始出現症狀，並逐漸加重；人體內分泌功能，體液神經調節功能從中年開始發生失衡

紊亂；肺癌好發於四十歲以上，胃癌好發於四十歲至六十歲，肝癌好發於三十歲至五十歲之間；消化功能、性功能也從此時開始衰退等等。因此，人到中年就開始顯現各種病症的跡象，中年開始，就要重視養生。

另外，由於生活品質的提高，老年人口逐漸增多，老年人的健康問題也越來越突出。延長壽命不能作為老年人追求的唯一目標，在延長壽命的同時，應提高生命品質和生活品質，既要長壽，又要健康，還要活得幸福、活得快樂、活得有意義。養生在自己，社會或家庭無論為老年人提供多麼好的養老環境，如果老年人自己不保護自己，不會養生，也不可能達到長壽。著名生理學家巴普洛夫說：「樂觀是養生的唯一祕訣。」老年人要長壽，就要調整自己的身心平衡狀態，做自己的主人。遇煩惱能排除，遇挫折能順應，遇疾病不煩惱，喪失親人能承受。這樣才能使身心保持朝氣蓬勃的姿態。

中老年養生問題迫在眉睫，辛苦了大半輩子的父母一定要學會養生，照顧好自己的身體，使得身心健康，幸福長壽。

本書分為十個部分對中老年人的身體生理現狀、心理、睡眠、疾病預測防治、經絡、飲食、以及藥物、動靜、氣候、性健康等方面的養生知識作了比較全面的分析和闡述，每章結束還附有平時的讀者和患者的來信。用以指導中老年人如何適應中老年生活，保持和增進身體健康，以使中老年人擁有一個健康、幸福、快樂的人生。

最後，謹將此書送給全天下辛苦操勞的父母們，願你們都能健康長壽，開心幸福！

盤點中老年人身體現狀

　　中老年是人生的黃金時期，但是由於不健康的現代生活，使得中老年人的身體健康出現各式各樣的問題。更年期症候群、骨質疏鬆、腰椎頸椎疾病、高血脂、高血壓、糖尿病、失眠、心煩、憂鬱等等身心疾病成為了禁錮中老年人享受快樂人生的枷鎖。俗話說，知己知彼，百戰不殆。中老年人想要掙脫這道枷鎖，就要先清楚認知我們處於一個什麼樣的環境中，我們這個年齡階段容易出現什麼問題，又是哪些原因導致了這些問題。只有掌握了這些有用的資訊，我們才能找到好的預防和治療的對策。

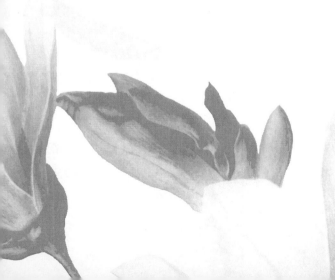

中年父母過勞容易陷入的健康「泥淖」

「過勞死」指的是長期慢性疲勞後誘發的猝死，即由於工作時間過長、勞動強化度加重、心理壓力過大導致精疲力竭，甚至引起身體潛藏的疾病急速惡化，繼而出現致命的症狀，常發生於中年白領階層。

二〇〇五年九月十九日，網易公司突然宣布了一項令人意外的消息，年僅三十八歲的網易代理執行長孫德棣於九月十八日因癌症去世。而去世前兩天，他還在透過電子郵件和公司的員工進行工作上的往來交涉……

二〇〇五年十二月十五日，賽迪網收到 IBM 人力資源部門的消息：「我們萬分痛心的通知您，前任大眾事業部總經理李清平先生，由於突發心肺衰竭，搶救無效，於今天凌晨四點在中醫院不幸去世，享年四十六歲。」

隨之倒下的還有大中電器公司總經理胡凱、通訊公司總裁楊邁，他們同樣逝於心臟病來襲，但誰都明白，殺死他們的幕後真凶，是長期巨大壓力下的「過度疲勞」。

調查發現，「過勞死」最容易找上這樣三類人：第一類是具有「完美主義」性格的人，這類人自我期望值高，追求盡善盡美，不做好誓不甘休；第二類是所謂的「工作狂」，這類人經常加班，工作起來就停不下來；第三類是自己雖不情願，但是生存環境競爭大，必須加倍工作才能達到績效或做完工作。

中年時期是「過勞死」的高危險年齡。中年人大多為人父母，承擔著育兒養老的重任，家庭的經濟重擔都壓在中年父母身上，使得他們必須努力工作，無暇休息，甚至長時間處於過度的壓力之下，心理

和身體都過度疲勞。久而久之，身體難以承擔重負。

　　艾某是一家外資公司的行銷副總，四十五歲，工作很忙，收入頗豐，可以說是一位成功人士。但銷售工作的壓力之大，只有他自己最明白，特別是在大單合約面臨其他公司搶標的關鍵時刻。作為一名行銷人員，應酬多如牛毛，還要經常在飯桌上談生意。終於，一貫體態偏胖的他近來感到前所未有的疲勞，對眼前的什麼事物都喪失了興趣，並已能明顯嗅到身體裡的「火藥味」，對工作也造成了很大的影響。後來，他擠出時間到醫院做了體檢，醫生一紙判書斷定他已處於亞臨床疾病狀態中。因為他的體重指數大於二點七，已達到肥胖的初期；血壓高壓雖然還沒有超過一百四十，但上午有時接近一百四十；血糖也已達到六點八，而七點〇是糖尿病的診斷標準。

　　疲勞一般分為三種類型。生理性疲勞：體力或腦力勞動使人體組織缺氧，積蓄大量二氧化碳和乳酸。休息後症狀可消失，體力恢復正常。病理性疲勞：如糖尿病、惡性腫瘤、結核病等早期均出現疲勞。心理性疲勞：精神過度緊張、人際關係緊張、家庭糾紛、對新環境不適應等因素，均可能引起肌體功能紊亂，產生疲勞。中年人承擔著更多的工作壓力和家庭責任，累身又累心，因此更容易產生疲勞。

　　由於工作緊張，很多中年朋友平時以車代步，上班時久坐少動，下班時間又要加班，因此，往往沒有許多時間鍛鍊身體。久而久之，就會出現心腦血管、胃腸道系統、免疫系統以及頸椎等方面的疾病。加之中年人的身體早已沒有年輕時那般強壯，故而身體內的一點小問題，都很輕易的暴露出來。

　　由於目前辦公設備的現代化，工作中幾乎無時無刻都離不開電腦，長時間使用電腦會引起人的視力衰退、關節損傷、輻射傷害、

頭部和肩膀疼痛，還會出現自律神經失調、憂鬱症、動脈硬化性精神病等。

　　身體健康是最重要的，脫離了健康，一切都是沒有意義的。中年人正值事業的輝煌時期，要珍愛生命，切勿「過勞」。

骨病困擾中老年父母

　　骨骼是人體一個非常重要的基本結構，主要是承擔人的體重和保證人的運動，因此必須要足夠的堅強。骨本身是由很多很密的網狀組織構成的，包含蛋白質、礦物質（鈣）等。如果某些原因導致骨含有的礦物質逐漸減少到一定程度，這樣骨頭就會變得很軟弱，就沒有足夠力量去承擔身體活動產生的力量，骨頭也就比一般人更容易折斷。就像一座沒有堅固鋼筋骨架的大樓，很小一點外力就可能導致它崩塌，造成不可挽回的損失。

　　骨質疏鬆症是一種以骨量減少，骨組織微結構破壞，骨骼脆性增加和易發生骨折為特徵的全身性疾病。此時的骨骼如同建築中蟲蛀過的木質梁柱，難以承重而且極易斷裂。

　　傳統的觀點認為，骨質疏鬆症與性別和年齡有關，它是年齡超過五十歲的女性的無形殺手，在四十五歲以上的女性中，骨質疏鬆每年造成的骨折多達百萬例。而且骨質疏鬆直接影響到三分之一到一半停經後的女性，使她們變矮，腰彎駝背、骨骼易折，渾身疼痛等。更值得人們注意的是，最近越來越多的病例證明，骨質疏鬆已經開始逼近四十歲的中年女性。

　　骨質疏鬆在女性身上的發病率比男性要高得多，大約是男性的四倍。這是因為女性本身的骨質就要少於男性。女性在四十歲左右，骨

質開始變薄，在這時如果不採取措施，如攝取鈣劑、體能鍛鍊、採取激素替代治療等預防措施，就有可能演變為骨質疏鬆。特別是停經後的女性，由於雌激素活性的降低，生病率隨之迅速增加，骨折發生率也急劇上升。這是因為雌激素在體內可預防骨質遺失，有保護作用，但是停經後因雌激素減少會導致骨質快速遺失。

此外，一些不良的生活習慣也是造成中年女性朋友骨質疏鬆的重要原因。比如偏食、不願晒太陽、不愛運動等。由於鈣的流失往往是靜悄悄的，沒有特殊的臨床表現，自己一般都感覺不到，而且此病在發展中又是個緩慢的漸進過程，因而一直被大多數人所忽視。骨質疏鬆一旦到了一定程度，骨頭就會變得很軟弱，最大的問題就是會折斷。骨頭一旦折斷，那麼正常的生活規律沒有了，只能躺在床上，另外還有疼痛，這樣其他器官的功能也會受到影響。骨質疏鬆對女性社交和情緒上的負面影響是深刻的、廣泛的，所以醫學專家告誡中年女性，切不可在思想上忽視骨質疏鬆症的發生。

骨質疏鬆症並不僅僅容易發生在中年女性身上，中老年人都是骨質疏鬆症的高發人群。因為中老年人的身體處於退化階段，身體中的鈣質等對骨骼很重要的物質會大量流失，中老年人的骨骼較一般人更脆弱，因而更容易發生骨折。

為了減少骨折的發生，中老年人應重視骨質疏鬆的防治，尤其是五十歲以上的婦女和六十歲以上的男性。

平時一定要多注意生活的各個方面，中老年朋友，才不至於被骨病折磨。

人到中年，三高來找

中年是人生發展的關鍵階段，也是人體健康的重要階段。此時一定要注意自己的身體健康指標，一旦有什麼問題，及時調整就醫。中年人身體容易有「三高」，就是我們平時所說的，高血壓、高血脂、高血糖。

一、高血壓

高血壓是影響中老年人身體健康的「元凶」之一。隨著年齡增加，人的血壓逐漸升高，四十歲以後發病率明顯增高，是中老年人最常見的疾病。什麼叫高血壓及高血壓呢？高血壓指體循環動脈血壓增高的臨床症候群。按高血壓防治指南標準，正常成年人血壓小於十八點七／十二點〇帕（一百四十／九十毫米汞柱），高血壓診斷標準為大於等於十八點七／十二點〇千帕（一百四十／九十毫米汞柱），值得注意的是，在測量血壓前應休息十至十五分鐘，需有三次非同日的血壓數值中二次超標準（每次測三遍），才能確診，同時如排除繼發性高血壓，則為高血壓。

那麼，高血壓有什麼危害性呢？高血壓的危害主要是造成腦、心、腎等重要器官的損害。例如長時間的血壓升高會導致左心室肥厚、動脈粥狀硬化、腦血管意外、腎臟損害、視網膜功能減退等症狀，嚴重的甚至可能造成心力衰竭及腦血栓的形成。腦中風和冠心病是高血壓最嚴重的併發症。中老年人要注意日常保健，預防高血壓及其併發症的發生。

高血壓患者日常生活中應注意哪些問題呢？

防止情緒激動，一切憂慮、悲傷、煩惱、焦急等不良刺激都可使

血管收縮，心跳加快，血壓升高，甚至可引起腦出血，因此，高血壓人應注意控制自己的情緒。

洗澡不要用熱水或冷水，以減少血壓驟變，以洗溫水澡為宜。

切忌大便乾燥，高血壓人用力解便，容易發生腦出血、心絞痛，可多吃些芹菜、韭菜、白菜、菠菜等膳食纖維多的蔬菜，以保持大便通暢。

性生活適度，高血壓患者應盡量控制或減少性生活次數，以防意外發生。

避免暴飲暴食。中老年人消化功能弱，過飽的飲食可致消化不良，產生急性胰腺炎和胃腸炎等疾病。同時，飲食過飽可使血液集中在消化道以幫助消化食物，使心腦供血相對減少而誘發中風。

忌飲酒過量。飲酒過量或喝烈酒，會使血壓升高，故不可貪杯暴飲。忌血壓驟降。人體的動脈血壓是使血液流向各組織器官的動力，若血壓突然下降，全身各組織器官所需血量都將不足，特別是腦、心、肝、腎等重要器官，甚至引起昏迷、心肌梗塞等病變。

不要過度疲勞，高血壓人一般體質較差，抗病能力弱，過度疲勞可使高血壓、冠心病等疾病加重。應科學安排生活，防止因娛樂活動、家事勞動或外出旅遊等過度疲勞而加重病情。

生活起居要規律。根據人體的生理時鐘規律，養成按時睡眠、按時起床、按時就餐的良好習慣。生活有規律是穩定血壓、恢復健康的保證。

二、高血脂

高脂血症（俗稱高血脂）是導致心腦血管疾病的元凶，發病率高。高血脂非常危險，被人稱之為「無聲的殺手」。

　　高血脂和高血壓有非常密切的關係。很多因素都能影響血壓升高，其中血管的外周阻力、動脈壁彈性、血液黏度是形成高血壓的重要因素，而這三種因素與高脂血症有直接關係。所以醫學認為，治療高血壓的同時也應當降血脂。

　　正常人血管內膜是光滑流暢的，血脂增高會在血管內膜下逐漸沉積呈黃色粥樣斑塊，久之破潰、出血、管腔變狹、血流阻力增加，從而使血壓升高；血脂增高，血脂在動脈內膜沉積可造成血管硬化，使血管壁彈性減弱，血壓升高。當血脂增高時血黏度就增高，使血流阻力增加，從而血壓就升高。所以血脂增高對血壓增高的影響是很大的，必須予以注意。

　　高脂血症還能降低抗高血壓藥的敏感性，增加降壓治療的難度，因此治療高血壓的同時應降血脂。降低血脂，以為降血壓達到良好的作用。

　　揭開高血脂的面紗，加強對它的監測，定期檢查，早期的診斷、預防和治療，全世界每年將至少減少六百多萬的死亡人數，這是預防、減少威脅人類健康的心腦血管疾病的治本之舉。

　　民以食為天，當人們「大飽口福」時，卻常常忽視了營養結構。飲食不節可以導致高脂血症及其有關的很多疾病。對於高脂血症患者就更得注意吃得明白，吃得健康。簡單說來，高血脂病人的飲食應注意「一個平衡」 和「五個原則」。

　　「一個平衡」就是平衡飲食。患有高血脂，很多人就完全素食、偏食，這是個盲點，對身體是很不利的。我們從飲食中獲得的各種營養素，應該種類齊全，比例適當，如果在兩星期內您所吃的食物沒有超過二十個品種，說明您的飲食結構有問題，飲食種類不夠多。

「五個原則」就是：低熱量、低膽固醇、低脂肪、低糖、高膳食纖維飲食。

低熱量就是要控制飲食的量，旨在達到和維持理想體重。體重超過理想體重之百分之十表示過重，超過理想體重之百分之二十表示肥胖。

低膽固醇就是要減少攝取膽固醇的量。每日總攝取量應低於三百毫克，膽固醇只在動物性食品中才有，植物性食品中不含膽固醇。各種肉類（包括：雞、鴨、魚、豬、牛、羊等）膽固醇含量是，平均每兩約含二十至三十毫克膽固醇。

低脂肪就是盡量少吃飽和脂肪酸的食物，包括動物性食品（肥肉、全脂奶、奶油、豬油、牛油、豬腸、牛腩及肉類外皮）和部分植物性食品（烤酥油、椰子油、椰子、棕櫚油）。烹調用油宜選擇較多不飽和脂肪酸的油，例如：玉米油、紅花籽油、葵花仔油、蔬菜油、橄欖油、花生油、芥花油、苦茶油，另外，魚類及豆類之飽和脂肪酸含量較少，亦可多考慮用以取代其他肉類，作為蛋白質之來源。不吃或盡量少吃高油點心（腰果、花生、瓜子、蛋糕、西點、中式糕餅、巧克力、霜淇淋）。

還應當多食用高纖維的食物。如各類水果、豆類、燕麥片、洋菜、木耳、海帶、紫菜、菇類、瓜類、莢豆類及蔬菜莖部。

嚴格控制血脂含量，避免肥胖，才能使中老年人健康順利的生活，避免引起各種病症，及不好的後果。

三、糖尿病

糖尿病是一組以長期高血糖為特徵的代謝內分泌疾病。病情非常複雜，病程漫長，短則數年，長達數十年；大多因發生各種併發症而

使病情複雜化。

糖尿病是一種全身性多臟器疾病，近年來死於酮症和感染的糖尿病患者已明顯減少，在衛生條件較好、糖尿病防治較完善的國家和地區，大多數患者是死於心血管系統併發症。

但是，如能嚴格控制糖代謝和脂代謝，並長期堅持不懈，在併發症發生的早期及時治療，並獲得較好療效，可使患者保持勞動力和延長壽命。

中老年人糖尿病往往無症狀或症狀輕微，僅有各種慢性併發症或伴隨症的臨床表現，如冠心病或糖尿病性心臟病、動脈硬化、高血壓、血脂代謝紊亂、糖尿病性神經病變、眼底病變及腎臟病變表現。有的甚至先有腦血管意外，或各種感染，或因患外科疾病手術前偶然發現有血糖升高而診斷為糖尿病。在這種情況下，病情常加重，而病死率較高。不少病例是由於併發心肌梗塞、心律紊亂、心力衰竭或心源性休克等才偶然發現，病情亦較嚴重。因此，由於中老年人的糖尿病大多較輕，且多隱匿，必須有高度警惕性時才可能較早發現。

早期患者大多無症狀或僅有食慾亢進、體態偏胖、體重增加、臉色紅潤、貌似體健，自覺精神、體力均充沛，而對本病藐視；或由於病情輕，無症狀，也無體徵，不注意保健檢查或因其他疾病而不檢查尿糖、血糖等。臨床上對老年糖尿病常忽視，漏診、誤診，直至許多併發症出現時，才確診而開始治療。不少醫務人員亦僅注意心血管系統症狀，而忽視隱匿性糖尿病，這在臨床工作中很常見。

目前，糖尿病的症狀已不僅僅是「三多一少」，症狀往往不典型，患者僅感到口乾、乏力，有糖尿病家族史和肥胖者為易感人群。因此，老年人一定要掌握好糖尿病的預防對策。

居住環境方面。要選擇周圍土壤、空氣、飲用水沒有嚴重汙染的環境，居室內的裝飾不要有酚類等揮發性氣體。要樹立良好的生活方式，不吸菸、不飲酒，生活注意規律化。

飲食控制方面。膳食要注意相互間搭配平衡，品種要多樣化。總的原則是低脂、低糖、低鹽、粗細糧搭配，高膳食纖維飲食。

體能鍛鍊方面。運動的強度以中、輕度有氧運動為宜。每日活動時間一般為四十至六十分鐘，並且堅持不懈，循序漸進，以促進外周組織葡萄糖的利用。

定期進行醫學檢查。對血糖、甘油三醋進行監控。如果測得值達正常上限或超過時，繼續做糖進行藥物預防治療。對經過飲食、運動療法效果不佳的糖尿病人，應及早進行藥物療法。藥物的使用是治療糖尿病十分重要的手段，但必須在飲食控制和運動治療的基礎上，才能發揮效應。病人一定要在醫生指導下，選擇最適合自己的藥物。

總之，病人一定要注意提高整體健康水準，防止和延緩三高及其併發症。

孩子闖天下，父母心空巢

從兒女還是個胎兒的時候起，父母的心裡就滿滿的都是他或她了。父母把無私的愛都給了兒女，兒女就是他們的一切。但是小鷹總是要成長為雄鷹搏擊長空的，兒女長大了，總歸要離開父母身邊。兒女不再需要父母的照顧，這時候，一直以兒女為中心的他們，突然失去了努力的動力，兒女的事情自己再也幫不上忙，於是心彷彿被掏空了一樣，整個人都輕飄飄的，被無邊的失落感包圍。

相信每一個做父母的都體會過這種心裡空落落的感覺。大多數

人可以透過一段時間的情緒調節來調整好自己的情緒，保持正常的心理狀態，但是有一些父母，就很難從這種失落感裡走出來。陷入憂鬱的漩渦。

姜女士的丈夫和她離婚了，之後姜女士就獨力撫養十七歲的兒子。沒有了丈夫，姜女士唯一的支撐就是這個兒子了。可是兒子也快到了讀大學的年紀，如果兒子上大學，必然就不能天天住在家裡了。姜女士越來越害怕兒子長大了離開自己，一想到兒子以後出去上學，只有自己一個人在家，她就難受得喘不過氣來。後來，姜女士罹患了失眠症，一到晚上就頭痛，白天整個人也是昏昏沉沉的，什麼事情都不能讓他提起興趣。在兒子的再三勸說下，才同意由兒子陪著去看醫生。到了醫院，醫生做了一系列的檢查，診斷結果是姜女士患上了憂鬱症。

憂鬱症是指以情緒低落、興趣缺乏、樂趣喪失等為主要表現的一組臨床症候群。憂鬱症在中老年人中較為多見，嚴重影響了個人和家庭的生活品質。

憂鬱症是可以治療的。中老年憂鬱症的表現多種多樣，主要包括：許多中老年憂鬱患者表現出諸多軀體不適，如頭痛、背痛、心慌、畏食、腹脹、多汗、全身忽冷忽熱等等。雖客觀檢查並不能發現有相對的器質性疾病。患者仍反覆檢查，反覆求治。根據其病理表現不同，憂鬱症也分為以下幾種：

激越性憂鬱：往往發生在嚴重的焦慮基礎上，患者緊張害怕，整日坐臥不寧，喋喋不休，嚴重時可拒食、自傷、自殺、衝動毀物、傷人。

假性痴呆：老年患者，常有假性痴呆的表現，如認為自己頭腦

變笨了，記不住事情了，很多事都不會做等等，但假性痴呆是可治療的，可以透過抗憂鬱治療而改善。

妄想性憂鬱：中老年患者也常有一些妄想性的症狀，如疑病妄想、虛無妄想、貧窮妄想、被害妄想等，但這些妄想的出現，都有一定的心理或環境因素的基礎，且大多隨著憂鬱的改善而消失。

自殺傾向：老年患者的自殺風險，遠高於年輕患者，且成功率高。慢性化。老年患者多有現實的生活困難，如軀體疾病折磨、低收入、缺少社會支援等情況，易使憂鬱情緒慢性化，性格中依賴性強的患者更易出現。

中老年憂鬱症的病人可以有缺乏自信，自我評價低，自責、無望感、無助感，依賴性增加，可有注意力不集中、記憶力差等類似於老年痴呆的症狀，可以產生有關鍵康和財富的各種幻覺和妄想。特別值得注意的是老年憂鬱症的自殺率很高，應該引起重視。

一方面，兒女要關心父母，要知道父母在為哪些事情擔心，並且透過言語和行動讓父母放心，讓父母明白兒女已經能夠照顧自己了。另一方面，父母也應當豁達一些，做一些積極的自我暗示，告訴自己，兒女不可能跟著自己一輩子，他們有他們的人生和幸福要追求。風箏要放遠了才能飛得起來，兒女也只有離開自己的保護才能真正長大。當兒女去了更廣闊的天地闖蕩，父母的任務也就基本完成了，這時候我們還可以追求自己的人生。把年輕時丟掉的夢想和愛好都找回來，練習繪畫書法，去跳舞，唱唱歌，多為自己準備些休閒活動。讓這些節目充滿自己的生活，就不會再有時間失落了。

父母的五臟六腑哪裡出了問題

　　小李的爸爸是廠裡的銷售經理，經常要出去吃飯應酬，每次回來都滿身酒氣。小李對爸爸不能常常回家陪他和媽媽吃飯十分不滿，媽媽說，爸爸也是為了賺錢養家，畢竟小李還未成年，沒有經濟能力，媽媽又身體不好，不能出去工作。為了多做一筆訂單，爸爸就得多喝一杯酒。有一次應酬完回家，小李的爸爸感覺身體不舒服，腸胃痛得他冷汗直流。小李和媽媽趕快把他送到了醫院。報告結果是，小李的爸爸胃穿孔了，還好搶救及時，已脫離危險，只是以後再也不能喝酒了。

　　中老年人就像午後的太陽，一點一點西沉。中老年人的身體狀況也是一天不如一天，如果不注意保養，很容易出這樣那樣的問題。現代社會，中年人背負的工作和生活壓力最大，加班和各種各樣的夜生活都使得中年人休息不足，五臟六腑長期不能得到足夠的休息，當然就會出問題。胃穿孔、肝硬化、脂肪肝、腎衰竭等都是壓力和工作量大的中年人的好發疾病。

　　人在進行重體力勞動、大運動量鍛鍊時，由於時間過長，肌肉過度緊張，生物能源消耗過多，就會使身體產生疲勞感，感到全身或局部痠、軟、痛、疲乏無力和「力不從心」。而腦力疲勞是直接導致人體腎虛狀態的一個不可忽視的因素，同樣會導致過勞而危及生命。

　　腦力勞動者之所以感到疲勞，其實是情緒在作怪。由於生活壓力越來越大，人們往往要花兩三倍的努力取得成功，這時人的精神處於一種混亂不安寧的狀態。當受壓抑的感情衝突未能得到宣洩時，就會在肉體上出現疲勞症狀，甚至引起心理上的扭曲和變態，導致心理疲勞。這樣的疲勞看似細小輕微，若不加注意，輕則會降低工作效率、

生活品質，重則導致多種身心疾病。有些人會經常感冒、工作時頭暈眼花，晚上則無法入眠，更多的人會出現心血管疾病、血壓升高，甚至突發腦血栓。

有些新聞應該引起「拚命三郎」的警惕：某外語學院二十二歲的學生，因同時做著三份兼職，過度勞累導致免疫力急劇下降而離開人世。二十二歲的年輕人都無法抵擋過度勞累，導致身體健康狀況急劇下降而死亡，更何況早已過了精力充沛之年的中年人。

人到中年以後，陽氣漸衰，許多人會出現白髮。儘管中年出現白髮屬於自然衰老，但這種衰老是可以推遲的。東方人髮色是烏黑的。這是毛髮中黑色素細胞在發揮作用。此外，還有一種叫酪胺基酸酶的物質，能幫助黑色素的合成與累積。隨著年齡的成長，製造黑色素的細胞功能逐漸降低，酪胺基酸酶的數量及活性也日漸下降，白髮便會產生。出現這些變化除了人的生理特性和遺傳因素外，日常生活中許多因素也會加速這種自然衰老現象。中年白髮在主管層、知識分子、藝術家、腦力勞動者中最為常見，病因主要為精神緊張，用腦過度，心理壓力過大，睡眠不足等精神因素，此病因占所有病因的百分之九十二點八。

所以中年人是時候關注自己的身體了，不能這樣埋頭苦幹下去。中年人要注意合理安排自己的時間，調整好五臟平衡，滋陰養陽，為自己的老年健康贏得更多的累積分數。

中老年人為了自己的身體健康，五臟調和，應注意以下幾個方面：

一、加強身體鍛鍊，能促進全身血液循環，增強五臟調和的功能，消耗脂肪，促進身體健康。

二、 注意營養，多吃些新鮮蔬菜、水果。新鮮蔬菜、水果
　　 能夠為人體補充維生素等能量，使得中年人更有青
　　 春活力。

三、 常吃些滋補食品，如核桃、桂圓、芝麻、木耳、黑棗
　　 等，這些食物能夠補腦補血，尤其對身心勞累的中年人
　　 很有好處。

四、 開始出現白髮跡象時，就是腎氣開始衰了，這時可吃些
　　 補腎的藥：如採用生地三十克、首烏十五克，沖水代茶
　　 飲用，對推遲白髮的生長有明顯的效果。腎為水下之
　　 源，對於調和五臟達到至關重要的作用，所以補腎對於
　　 中年人來說是很重要的養生環節。

五、 對慢性病（特別是腎虛患者）積極的治療，爭取早
　　 日康復。

六、 陽光的攝取對於中年人的身體健康也能達到很重要的作
　　 用。太陽光有能夠促進新陳代謝，調整心血管及呼吸系
　　 統的功能，進而提高身體的抗病能力。冬季陽光對中老
　　 年人的健康十分有益。有研究表明，中老年人冬天多晒
　　 太陽，不僅能防治骨質疏鬆症，而且還能減少中老年人
　　 常發的精神憂鬱症。

七、 精神放鬆和心情愉快也很重要。如果某段時間，精神上
　　 過於緊張、焦慮，會導致大腦中兒茶酚胺釋放增加，使
　　 酪胺基酸酶活性減少，從而影響身體代謝，引起身體五

臟不調。而心情快樂的人，食慾自然良好，體內各部器官的操作機能強健，對身體健康有重大作用的荷爾蒙分泌，也必然旺盛。

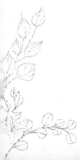

心理健康，父母的幸福保證

　　中年人是一家人的支柱，上要贍養老人，下要撫育兒女，生活壓力大，再加上身體的一系列改變，容易出現心理問題。老年人漸漸退出社會生活，日漸感覺到青春不再，又恐懼死亡的臨近，再加上兒女們正是在外打拚的時期，不能有太多的時間陪他們舒解情緒，所以老年人也是心理問題多發的人群。心理問題的舒解，更多的還是要靠中老年人尋找辦法為自己解壓，放鬆心情，找到適合自己的生活休閒方式。有了人生的樂趣，生活才能充實、幸福，中老年人才能自內而外煥發出青春活力。

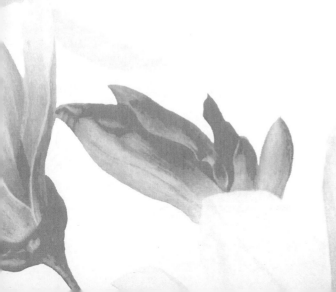

更年期父母脾氣大

悉心把兒女養育大，父母的青春也隨之逝去。很多為人父母者會發現，自己在四十至六十歲期間，身體會有一系列明顯的變化，彷彿一夜之間就老了。

人到中年，就開始進入了人生的第二個階段，即從充滿活力的階段進入到遲緩、衰退的階段。這時，身體也伴隨著年齡的變化而出現一系列的改變。

女性一般在四十至五十五歲之間，會由於雌激素降低而引起停經，這就是女性更年期的明顯標誌。女性更年期是其生理機能從成熟到逐漸衰退的一個轉折期，即從生育成熟期向老年期的過渡時期。這一特殊時期，特別需要進行自我心理護理和健康維護，由於停經前期婦女卵巢功能開始下降，更年期來臨後還可能出現不規則陰道出血，並持續到停經後數年。而且很多更年期婦女可能產生憂鬱、絕望無助等心理。

中年是一個重要的轉折時期。既是人生的鼎盛時期，同時也是各個方面開始走向衰退的時期。對於中年女性來說，要承擔家庭與社會工作的雙重任務，在家庭裡，她們要照顧好子女、丈夫、雙方的長輩。人到中年，其子女正值青春期，其可塑性、危險性都是最大的，做母親的此時要為子女的升學、就業、婚姻等問題操心。此時，她們的丈夫也正值事業的頂峰時期，他們希望妻子能做個賢內助，這就意味著女性要承擔更多的家務。中年階段，雙方的長輩都已經年邁，不能再像從前那樣幫忙料理家務，而是更需要子女的贍養和照顧，這無疑又加重了家務負擔。在事業上，中年女性也需要認真對待，保持自己在上司和同事面前的信任和尊重。在家庭與事業的雙重重壓下，許

多中年女性出現心理疲勞症狀，表現為易勞累、心情欠佳、神經質、失眠、頭昏、人際關係緊張等。長期下去，很可能出現心理問題。

人們常常把中年女性的暴躁易怒等情緒問題歸結為「更年期」，其實不僅做母親的會有更年期，做父親的也難逃更年期症狀。

張先生是某雜誌社的記者，五十歲，一直都屬於「精力旺盛」那一群的。他可以一連熬兩個通宵，不眠不休的趕專題稿。可自從當上記者部主任後，精力就大不如以前。做事、寫稿總集中不了精力，脾氣暴躁，在公司還好，礙於同事的面子不好意思發火，可一回家就心煩意亂，經常為一丁點兒事就向家人發脾氣，本來和和美美的家庭，常常弄得氣氛緊張。妻子總埋怨：都說女人有更年期，我看你才是「更年期」！後來張先生自己也覺得有點不對勁了，趕緊上了一趟醫院，經診斷，他真是患上了更年期症候群。

更年期並非女人的「專利」。男性更年期一般從五十歲至六十歲開始。男性進入更年期後，身體健康狀況會大不如以前，記憶力變差，工作效率變低，飲食營養不平衡導致肥胖，過多的脂肪又堵塞了血管，使性功能出現障礙，高血壓往往又推波助瀾。

進入更年期的男性其實也是負擔最大的男性，在工作公司壓力大，常常為事業疲於奔命；在家裡一家老小需要照料；孩子面臨著求學、老婆期待再就業、自己也可能隨時離職等等。同樣，這時的男人也會疑神疑鬼，懷疑妻子對自己不忠，懷疑周圍的人在算計自己，出現不健康的心理狀況。只是男人更容易隱藏這些心理問題，使其不能得到充分重視。

為什麼人們到了中年以後，往往容易出現更年期症狀呢？父母把兒女養育大，自己也慢慢步入了中年，青春已逝，身體機能也慢慢退

化，看到自己不復當年的精力與面貌，兒女們的成長讓父母看到年輕時的自己，過去與現實的對比容易讓人有無可奈何之感。很多人到中年之後，發現自己的成就與當年的目標相去甚遠時，心裡就會有一種很強的失落感，這就容易引發更年期的各種症狀。大多數人在發現這些問題時能夠逐漸調節，使他們的心理得到平衡。但有些人則不能很好的調節，總是使自己處於憂鬱狀態下。

另外，當更年期時，父母一想到青春不再，開始面臨死亡問題時，會出現各種各樣的擔心，如擔心錢不夠花，擔心自己和家人的健康，以及擔心子女的工作和家庭情況等等。他們被這種焦慮的情緒控制，從而出現注意力不集中、記憶力減退、煩躁不安、神經過敏、精神不振等症狀。

有人比喻父母的更年期到來時就好像巨浪拍岸，來勢洶洶，一不小心，就把一個家庭搞得一團糟。

更年期是個很重要的時期，在這一時期，如果父母管理不好自己的情緒，不能接受身體的正常變化，無法處理好家庭成員之間的關係，更年期症候群就有可能成為洪水猛獸，對父母甚至整個家庭造成巨大的損害。

人的情志調暢與肝的疏泄功能密切相關。反覆持久或偏激的情志，都會直接影響肝的疏泄功能。中醫認為「怒傷肝」。但怒又分為兩種，一種為「怒火」，一言不和，拍案而起，中醫稱之為「肝火旺」。一種為「鬱怒」，這類人多性格內向，不善表達，長期的委屈、鬱怒等久積不泄，鬱積於肝，中醫稱之為「肝氣鬱結」。這兩種情志因素極易傷肝，引起肝病或在肝病過程中使病情加重。因此，要重視培養控制偏激情緒和疏導不良情緒的能力，保持情緒暢達平和。

更年期症候群是女性在停經前後因卵巢功能衰退至消失而出以的一組內分泌失調和自律神經功能紊亂的症候群狀。約百分之八十五的更年期婦女可發生更年期症候群，主要表現為月經紊亂、陣發潮熱汗出、心悸、眩暈、記憶力下降、激動易怒、憂鬱多疑、皮膚感覺異常、頻尿尿急等。發病年齡多在四五歲至五十五歲，影響工作和生活，但症狀多以功能失調為主，經積極治療癒後良好。

本病屬中醫「經期前後諸症」或「經斷前後諸症」，在古醫籍中無單獨記載，但其症狀散見於「年老血崩」、』『年老經水複行」、「臟躁」、「百合病」等病症中，至一九六〇年代中醫教材才開始有專篇論述。

更年期症候群心理狀況的變化主要表現為敏感、多疑、煩躁、易怒、情緒不穩定、注意力不集中等。有些患者在情緒激動時，可發生歇斯底里症候群樣痙攣、氣急、抽搐、昏睡等症狀。在生理上會出現失眠、多汗、心悸、眩暈、陣發性臉部潮紅、感覺遲鈍、腸胃功能紊亂和便祕等反應，多數女性患者還有月經紊亂和性功能減退等反應。這些症狀會持續較長時間，逐漸消除。但也有部分患者進一步發展為更年期憂鬱症或更年期偏執狀態。

更年期憂鬱症

患者的主要症狀是焦慮憂鬱、緊張不安的情緒障礙。早期多有更年期症候群的表現，起病緩慢，病情逐漸加重，並且病程延長。有的患者雖然智慧良好，生活也能自理，但自制力差，會認為世界是空幻，甚至產生某些幻覺。這類患者中嚴重者可能出現自傷、自殺的企圖或行為。還有的患者整天惶惶不安，聽到別人有關疾病的言論，便與自己的症狀自覺不自覺的對號掛鉤，聯繫起來，懷疑自己生了病，

變得更加焦慮，或悲觀失望，自怨自責。

更年期偏執

　　更年期偏執又叫更年期妄想症。它的表現除了具備一般更年期症候群的症狀外，突出的症狀以嫉妒、被害、自罪、疑病等妄想心理為主，有的還伴有幻覺，且多為幻聽。起病情況較慢、病程較長。妄想內容比較固定且與現實環境關係密切，妄想對象多為自己的親友、鄰居等，常主動向周圍的人傾訴其內心體驗以求得同情與支持。病人在上述妄想、幻覺的支配下，可能產生自傷、自殺、拒食和衝動等行為。

　　由於更年期父母的身體和精神狀態都有極大改變，身體機能開始衰退，心理負擔過重，極容易陷入更年期症候群。即使沒有得更年期症候群，這個時期的父母也很容易發脾氣，有一點什麼小事就會讓他們心頭火起，怒從中來。

　　怒傷肝，隨便發脾氣不但會損害自身健康，對整個家庭的和睦也是有著不良影響。所以更年期父母一定要認識到，更年期是人生的必經階段，要相互容忍對方突然變壞的脾氣。自己也不能放任脾氣任意爆發，在動怒之前要壓一壓，想一想這件事真的有這麼值得生氣嗎？更年期還適宜多聽一聽節奏舒緩的音樂，這樣能夠平和心情，對緩解更年期症狀有很大的作用。

　　做子女的也應當體諒父母。在這時盡量不要和父母頂嘴吵架。多幫父母做一些家事，他們會很開心的，更年期的壞脾氣也就能收斂一點了。

　　一般認為，人到了更年期以後，肌體代謝與內分泌機能減退，植物神經系統功能開始衰弱或紊亂，此時加上憂鬱、緊張等心理負擔，

就可能誘發更年期精神病。但更年期精神病的病因至今尚未完全認識清楚。

辯證治療更年期症候群

中醫認為，更年期症候群是因腎氣漸衰，天癸將竭，陰陽失衡而致。其發生原因，既是體內代謝紊亂所致，又與外界各種不良刺激有關。治療以調補腎中陰陽為主，並根據所涉及臟腑予以調治。用藥宜甘潤滋養、鎮靜，忌峻補猛攻；不可過用辛燥苦寒之品，以免耗陰傷津。同時要配合心理、精神療法，解除患者的心理障礙及精神負擔，可使早日康復。

辨症施治的判斷方法為：女性可根據整體症狀，男性把月經、白帶的衡量標準去掉即可。

一、陰虛火旺

症見經斷前後，月經提前，量多，或已停經，潮熱多汗，顏面烘熱，手足心熱，心煩心悸，失眠多夢，口乾。舌紅苔少，脈細數。治療上多採用滋陰補腎，清心降火的辦法。

基本方藥如下：六味地黃湯加減。生熟地、山萸肉、丹皮、酸棗仁、女貞子、地骨皮、白薇各適量。水煎服，每日一劑。

二、腎陽不足

症見經斷前後面黯神疲，頭暈耳鳴，形寒肢冷，腰痠冷痛，小便清長或頻數、失禁，月經紊亂，崩中或漏下，色淡質稀，帶下量多清稀。舌淡苔白滑，脈沉細而遲。治療上多採用溫腎壯陽，調經止帶法。

基本方藥如下：右歸丸加減。鹿角膠、杜仲、菟絲子、山藥、熟地、枸杞子、山萸肉、當歸、仙茅、淫羊藿、金櫻子、芡實、黃芪、甘草各適量。水煎服，每日一劑。

三、陰陽兩虛

症見頭暈，耳鳴，腰膝痠軟，乏力，心煩失眠，手足心發熱，潮熱汗出，畏寒肢冷，停經數年或月經紊亂。舌淡苔少，脈沉細。治療上多採用補腎溫陽，調益沖任法。

基本藥方如下：二仙湯加減。仙茅、淫羊藿、當歸、巴戟天、黃柏、知母各適量。水煎服，每日一劑。

心理壓力壓垮中年父母

四十二歲的劉女士是設計部經理。劉女士最近覺得身上的壓力越來越大。她想做出一番事業，但是又要兼顧家庭。在職場上她必須具備出色的工作能力和做事效率，要管理部門的職員，更要學會在職場上遊刃有餘的應付各種各樣的人。作為一個部門經理，她必須有優雅的談吐和舉止，當職員犯了低級錯誤，很多時候氣得她很想發火，但都壓下去了。回到家裡，正值青春期的女兒還要以我長大了為由不受管教。她還得扮演一個稱職的好妻子。在公司在家裡，劉女士都要繃緊神經，防止自己說出不符合身分的話來。

劉女士萬分感慨，作為一個中年女性，家庭與事業真是難兩全！中年是一個重要的轉折時期。既是人生的鼎盛時期，同時也是各個方面開始走向衰退的時期。

對中年女性來說，要承擔家庭與社會工作的雙重任務，在家庭

裡，她們要照顧好子女、丈夫的食衣住行，對老人要盡孝道。人到中年，其子女正值青少年期，其可塑性、危險性都是最大的，做母親的此時要為子女的升學、就業、婚戀等問題操心。

此時，她們的丈夫也正值事業的頂峰時期，他們比妻子更關心事業的成敗，希望妻子能做個賢內助，這就意味著女性要承擔更多的家務。中年階段，雙方的老人都已年邁，不再像從前那樣幫助料理家務，而是需要子女的贍養與照顧，這無疑又加重了家務負擔。在工作方面，許多中年女性有很強的事業心與責任感，想成就一番事業。在家庭與事業之間，她們總想「求全」。

要想處理好家庭與事業之間的矛盾，並非易事。因為照顧家庭影響工作，會使自己在上級和同事面前失去應有的信任和尊重。如果只顧事業，疏忽對家庭的照顧，可能引起家人的不滿，出現家庭危機。在家庭與事業的雙重壓力下，許多中年女性出現心理疲勞症狀，表現為易勞累、心情欠佳、神經過敏、失眠、頭昏、人際關係緊張等。長期下去，很可能出現心理問題。

男性在中年時期也是壓力最大的，眼看著自己慢慢老去，需要存更多的經濟基礎保障自己和家人的生活，又想在這一階段做出一番事業，於是不得不拚命加班，以致身體不堪重負。

別讓心理壓力壓垮中年父母，中年人需要調節好自己的心理和生活狀態，精神百倍的面對擺在他們面前的各種中年難題。

中年人自我減壓四大法寶

中年父母該學會自我減壓了。例如以下幾種方法就很有效：

一、發洩法

如果心裡已經積壓了許多壓力，讓自己達到憂鬱難舒的境地，如焦慮、恐懼、悲傷、委屈、苦悶、煩惱、憤憤不平等不良情緒，最好讓它們合理的發洩出來，不要長期積壓在心裡，可以找自己最信得過的朋友談一談，把內心的衝突與憂傷清理出來，保持心理平衡。

二、轉移法

設法讓正在忍受精神痛苦折磨的自己離開眼前的困難，從重重壓力的工作中解放出來，轉移自己的注意力，淡化焦躁不安的情緒，調節自己的心境。

三、精神放鬆法

透過聽輕音樂、默數數位、氣功入靜、體育活動放鬆等，使緊張心理鬆弛下來。樂觀的看待眼前的生活。心理學家認為，樂觀主義者更容易健康長壽。樂觀主義者看待任何事物時都朝向陽光、積極的一面，心情自然平和舒暢。這樣就能夠讓自己的精神充滿活力，信心百倍的面對生活，這樣，以往感覺難以承擔的壓力自然就變成了勇往直前的動力。

四、食物減壓法

有時候，食物能有神奇的作用，一項最新醫學研究發現，某些食物可以非常有效的減少壓力。比如含有 DHA 的魚油，鮭魚、白鮪魚、黑鮪魚、鯖魚是主要來源。此外，硒元素也能有效減壓，鮪魚、巴西栗和大蒜都富含硒。維生素 B 家族中的 B2、B5 和 B6 也是減壓好幫手，多吃穀物就能補充。工作的間隙，可以來一杯冰咖啡，能夠

很好的舒緩心情。在飲食上下點工夫，可謂舉手之勞。

當然了，如果飯局應酬太多，沒辦法總能很好的規劃自己的飲食，或者吃得太多，肚裡再也裝不下了，那就在包裡揣盒維生素片或是魚油丸之類的，隨時補充。不過專家們指出，靠食物或者維生素減壓，必須要持之以恆，每天形成習慣，一個月之後就能慢慢見到成效。

巧治壓力下的慢性胃炎

中年人常年壓力過大，容易影響消化器官，而且由於工作忙碌，中年人的飲食往往不規律而且營養不均衡，久而久之就容易誘發慢性胃炎。

慢性胃炎，特別是慢性萎縮性胃炎，在臨床上多見虛實相兼或虛多實少之症。初病在氣，久病見陰虛絡瘀或虛寒兼瘀者為多。在治療上，一要補虛扶正，即提高肌體免疫功能，增加胃黏膜細胞保護因數的釋放，調整胃腸功能；二要活血和絡，改善胃部血液循環，促進炎症細胞吸收；三要清熱解毒，防止癌變，對於腸上皮化生及異型增生者，可適當選用白花蛇舌草、莪朮、半枝蓮、龍葵等；四要根據患者體質、病情寒熱虛實因人而治。

一、辨症施治

（一）肝胃不和症見胃脘脹痛或痛串兩脅，噯氣頻繁，嘈雜泛酸；舌質淡紅，苔薄白或白厚；脈弦。治療上多採用疏肝理氣，和胃止痛法。

基本方藥如下：柴胡疏肝散加減。柴胡、白芍、白朮、茯苓、香

附、醋元胡、當歸、川辣子、烏藥、枳殼、佛手、蘇梗、吳茱萸、黃連、甘草各適量。水煎服，每日一劑。

（二）脾胃虛弱症見胃脘隱痛，胃痛喜按喜暖，食後脹悶痞滿，納呆少食，便清腹瀉，乏力，四肢痠軟；舌質淡紅，苔薄白，有齒痕；脈沉細。治療上多採用益氣，溫中，健脾法。

基本方藥如下：黃芪建中湯加減。炙黃芪、杭芍、白朮、茯苓、山藥、扁豆、海螵蛸、煅瓦楞子、陳皮、良薑、香附、吳茱萸、炙甘草各適量。水煎服，每日一劑。

（三）脾胃溼熱症見胃脘灼熱脹痛，脘腹痞悶，渴不欲飲，口苦口臭，尿黃；舌質紅，邊尖深紅，苔黃厚或膩；脈滑或脈緊。治療上多採用清化暢中，通降胃氣法。

基本方藥如下：溫膽湯加減。薏仁、蒼朮、茯苓、雞內金、藿香、佩蘭、白寇仁、厚樸、菖蒲、半夏、陳皮、乾薑、枳殼、連翹各適量。水煎服，每日一劑。

二、外治法

（一）熱熨法：根據「寒者熱之」的治療原則，熱熨法多用於慢性胃炎屬寒性胃脘痛患者。川烏、草烏各適量，白芷、白及各適量。共研為細末，和麵少許，調和成餅，外敷於劍突下胃脘處，二十四小時後去除。主治寒性胃痛。

（二）兜肚法：蓽茇、乾薑各適量，甘松、山奈、細辛、肉桂、吳茱萸、白芷、大茴香、艾葉（搗絨）各適量。上藥共研粗末，用柔軟的棉布做成二十平方公分的兜肚形狀，內層鋪少許棉花及艾絨，將藥末均勻撒上，上面再鋪一層棉花，然後用線密密縫好，防止藥末堆積或漏出。日夜佩戴於胃脘部，一個月為一個療程。此法適宜於脾胃

虛寒型慢性胃炎患者。

改善心情的七個好方法

有好心情才能有健康，我們如何才能改善自己的心情呢？

一、不要苛求自己

精神壓力太大會引起精神上的疾病，從而損害身體健康。要減少自己的精神負擔，就不要苛求自己，以免影響自己的情緒，弄得身心俱疲。如果把目標和要求定在自己能力範圍之內，欣賞自己已得到的成就，心情自然就會舒暢。

二、疏導情緒

不良情緒易有損健康，把所有的憂鬱埋藏在心裡，只會令自己鬱鬱寡歡。如果以各種途徑將鬱積在心的情緒發洩出去，比如說把心中的煩惱告訴好友或親人，內心便會頓感舒暢。藥物治療更年期憂鬱症更年期憂鬱症對中年女性的身心健康影響很大，藥物治療十分重要。憂鬱症狀重者，應及時進行抗憂鬱治療，

三、逃避煩惱

在受挫時，暫時將煩惱放下，去做自己喜歡的事，如唱歌、睡覺、運動等，等到心境平靜時，再重新面對自己的難題。

四、待人以寬

待人以寬表現兩個方面，一是對他人期望不要過高；二是在無關緊要的小事情上，退讓一步，不過度堅持。退一步海闊天空，待人以

寬，能夠平定情緒，有效的減少自己的煩惱。待人以寬，多忍讓，並不是你的損失，心平氣和是可以為健康加分的。

五、笑到快樂

如果你現在感到不愉快，那麼請跟我一起真誠的微笑吧。開始時你可能會笑不出來，或笑得很輕，沒關係，很快你就可以逐漸適應並轉為滿面笑容，最後可能變成開懷大笑了。這個時候，你肯定會覺得，其實「笑」是那麼令人愉快的一件事情。

六、想像放鬆

適當放鬆也可以讓你心情愉快，你可以透過想像來實現。閉上眼睛，想像著蔚藍色的天空，朵朵白雲在輕輕的飄動，大雁在天空中盡情的飛翔。實驗證實，這種放鬆技巧可以很快使心跳和呼吸節奏減緩，耗氧量減少，血液裡的乳酸鹽成分降低（乳酸鹽是一種可能加劇沮喪情緒的化學物質），很快，壞情緒就會離你遠去。

七、轉移注意力

轉移注意力也是保持心情愉快的一種方法。當我們出現壞情緒的時候，可以把注意力轉移到其他方面去。如將壞情緒轉化為運動，你可以透過跑步、踢球等方式來進行宣洩，將壞情緒驅逐出你的體內。

改善情緒的方法有很多種，各位父母朋友們不妨慢慢嘗試，看看哪種方法對自己最有效果。

五大樂趣讓身體真正放鬆

中老年人容易感到空虛，發展一些興趣愛好對於父母的心理健

康是有好作用的。業餘愛好可以作為轉移大腦「興奮灶」的一種積極的休息方式，能有效調節改善大腦相關中樞的興奮與抑制過程，緩解壓力，消除疲勞，調節情緒，使你從緊張、乏味、無聊的工作中走出來。興趣愛好的內容是廣泛的，諸如琴棋書畫、養鳥養魚、寫作、旅遊、垂釣等等。

一、垂釣的樂趣

「孤舟蓑笠翁，獨釣寒江雪。」，柳宗元的詩句膾炙人口，傳唱至今。自古以來，垂釣就是人們所喜愛的一項運動，尤其對久病康復，年老體弱者也是一種積極的修身養性，益智養神的好方法。釣魚因其自身特點，具有特殊的養生功效。它不像跑步、打球那樣激烈，但又富於情趣，極具魅力。長期堅持，能預防各種老年疾病。「湖邊一站病邪除，修身養性勝藥補」，這句話鮮明而概括的總結了釣魚活動對防病治病、陶冶性情的積極作用。

釣魚對於精神狀態的調節極有幫助。垂釣時，人的眼、神專注於水面浮標的動靜，意識完全沉浸在水面上魚漂一抖一動的安靜意境中，只有一小部分的大腦皮質在興奮和活動，這就達到了調節、放鬆和消除疲勞的作用。此外，垂釣對人的性格修養也有好的作用。長期堅持釣魚，可使情志偏激者逐漸逐漸變得凝重、深沉，在娛樂中使人格得到錘煉。

釣魚還是一項極好的益智活動，古人認為它有利於「積思生智」。心無雜念即為「積思」，緊張的腦力勞動後再進入輕鬆，便會「生智」。因此，釣魚對於兒童的智力發展，成人的健忘、頭痛等都有積極的康復意義。垂釣最需要的是注意力，而注意力也是智力的組成部分，訓練自己集中注意力有利於益智。垂釣中不斷的總結經驗，記

在腦子裡，也對記憶力的提高十分有益。

釣魚能促進身心健康，對慢性疾病有康復作用。明代醫學家李時珍認為垂釣能夠解除「心脾燥熱」。垂釣處空氣中大量的負氧離子可促進血液循環，降低血壓，提高人體造血功能；還可以調節神經系統機能，使大腦的興奮與抑制過程趨於平衡，能使人從神經緊張的負擔中解脫出來。因此，釣魚對防病治病、身心健康十分有益。研究表明，垂釣對中老年人的高血壓和神經衰弱症有一定的治療效果，尤其是高血壓患者，不少人堅持垂釣後血壓可逐漸趨於正常。

二、書法繪畫的樂趣

自古以來，練習書法就是修身養性的絕佳方式。養身要動，養心要靜，而練習書法既有動也有靜，因此是很好的一種養生休閒方式。書法練習既是腦力勞動，可以鍛鍊人的思維能力，同時又是體力勞動，有人稱為「書法氣功」，認為練習書法如同練習慢氣功、打太極拳一樣，是一種持之以恆的鍛鍊過程。

從醫學角度上說，書法在生理上可使心率和呼吸減慢，降低血壓，擴張腦血管和心電圖頻率增快等。郭沫若的夫人於立群患了慢性病，郭沫若建議她練習書法，於立群就聽取了他的建議，幾年過去，其慢性病居然就好了。書法還可以對人體心理產生有益的影響。古人云：「凡書之時，貴科沉靜。」這在心理方面叫做「養心逸情」，一靜而百動。大腦皮質興奮和抑制得到平衡。內臟器官功能得到調整，四肢肌肉得到鍛鍊。

繪畫能使人在藝術境界中寄託情懷，獲得精神滿足，達到益氣養神、怡情養性、解鬱除煩、健腦強身的作用，有益於健康長壽。歷代著名畫家中高壽者屢見不鮮，如畫家齊白石享年九十四歲，義大利

文藝復興時代的畫家蒂蒂安中年九十九歲，可見繪畫使人長壽絕非偶然。所以說，作畫能夠陶冶情操、抒發感情。還可以有效的延緩大腦衰老，使人健康長壽。

三、讀書的樂趣

孔子曾說過，「學而時習之，不亦樂乎。」「發憤忘食，樂而忘憂，不知老之將至。」孔子正是因為這樣做了，才在反覆玩味《易》時，演出「韋編三絕」的故事。中年朋友每天在忙碌之餘閱讀十五分鐘，會從中享受無限樂趣，以沖淡工作與生活的煩惱，緩釋競爭的壓力。深邃的哲語、博大的資訊，帶來的不僅是心靈的快慰和心智的變化，更帶來工作和生活的無限生機和啟迪。

四、唱歌的樂趣

南宋高壽詩人陸游說：「閒吟可是治愁藥，一展吳箋萬事忘。」一曲意蘊深廣、文辭綺麗的歌謠給人帶來的美的感受和心境的愉悅對人體產生的良性影響是任何藥物所不能比擬的。現代醫學也證明，唱歌有助於健全人的心理，減緩精神與智力的老化。可以說，唱歌可使人身心年輕。

在德國，有研究者對法蘭克福大學三十一名業餘歌手的研究表明，歌唱能刺激抗體的產生，保護上呼吸道系統免受感染。該研究的負責人說，歌唱、冥想和步行一樣，對身體健康有積極的影響。沙利泰大學醫學院教授沃爾弗拉姆‧賽德納說，經常唱歌的人能改善他們的呼吸，增加他們的氧氣供應量，刺激他們的循環系統，能將他們的身體調整到一種「平衡和充滿活力」的狀態。

唱歌對心理健康也非常重要。經常唱歌的人大多都會有一個很好

的心情。中年人的健康包括要有一個完好的心理狀態。由於生活與工作的壓力，有時候會使中年人的心理情緒惡化。這時，中年朋友可以透過變更不利環境、透過適度的唱歌等方式，來改善心理狀況。

美好的音樂，不但能給人們以精神上的享受，而且能促進健康長壽。在歷史上，音樂家長壽者甚多，如著名歌劇《茶花女》的作曲者威爾第活到八十八歲，世界鋼琴大王李斯特活到七十五歲。宋代著名的文學家歐陽修享有高壽，他在談到音樂時說：「予嘗有幽憂之疾，退而閉居，不能治，既而學琴於友人孫道滋，受宮聲數引，久則樂之愉快，不知疾在體矣。」

一項最新的小型研究表明，聽音樂可能對心臟有益。這不是音樂風格，而是節拍在起作用，特別是重音的作用尤為明顯。研究人員對二十四名年輕男女進行了研究，讓他們聽一聽音樂，看看他們的呼吸和血液循環方面有何不同。他們之中有一半是經過專業訓練的音樂家，彈奏樂器至少達七年之久，而其他人則沒有經過音樂培訓。經隨機排隊，每個參與者聽一小段不同類型的音樂，時間二分鐘。然後以同樣的順序每人再聽四分鐘曲子，測試中有二分鐘的暫停，被隨意插入此佇列的每個人中。結果發現，聽複雜節奏音樂時會加快呼吸和血液循環，而與音樂風格無關。但在暫停時，所有激起的生理指標又回落到他們在聽音樂前所登記的水準。此結果還表明這與參與者性別無關，但受過音樂訓練的人作用較大，而沒受過音樂培訓的人效果就要小些。

被動聽音樂也能達到激勵作用，因此，聽音樂可能對心臟病患者有益。其他研究已經表明，聽音樂還能消除心理壓力，提高運動能力，加強神經衰弱患者的行動能力。飯後聽音樂，對老年人也大

有裨益。

古籍《壽世保元》中說：「脾好音樂，聞聲即動而磨食。」道家也有「脾臟聞樂則磨」的說法。聽柔和輕鬆的音樂，可以配合進食；而飯後欣賞音樂，可以使元氣歸宗，樂以忘憂，健脾消食。從現代醫學角度來看，美妙的音樂，使人體產生和諧的共振，透過中樞神經系統，促進血液循環，增強心腦肝腎功能，增加胃腸蠕動和消化腺體分泌，有利於新陳代謝。

五、跳舞的樂趣

舞蹈也可以使人們肌體的各方面功能得以活躍，對鬆弛大腦、降低血壓、消除不安心理、緩解神經衰弱等，都能達到很好的輔助作用。中年女性培養對音樂和舞蹈的興趣，對健康長壽有利無害。

舞蹈，對人的健康也有很大的益處。跳舞的動作可以充分展示人們的內心世界，往往能引人遐思，從而把欣賞者引進高尚的精神境界。如果跳上兩小時的交誼舞，相當於走了近萬步，行程約兩公里，從運動量、強度、速度來看，跳舞介於步行與慢跑之間，不但不覺疲勞，反有輕鬆、舒暢的感覺。科學家測定，在跳舞時，每跳三首曲子（大約十五分鐘），被測者平均心率為每分鐘一百三十五次，相當於最高心率的百分之七十二；每分鐘女性每千克體重的攝氧量為二十八點一毫升，相當於最高攝氧量的百分之七十一。因此，跳舞的運動量，相當於長跑（每小時八至九公里）、游泳（每分鐘四十五至五十公尺）的運動量。

人生並不是老了就意味著要無奈的等待死亡，最美不過夕陽紅，中老年生活是人生中最後豔麗的那一抹紅。中老年生活，細細品味，也是滋味無窮。退休了，有了大把的時間可以自己支配，為何要用這

些寶貴的時間來長吁短歎呢？辛苦了半輩子的中老年朋友們，從失意和苦悶中走出來，去尋找更多的人生樂趣吧！

兒女大了，父母如何應對「空巢」

　　為事業奔波了幾十年，終於退休了，在別人眼裡是可以好好歇歇，安享晚年了，可是張先生卻感覺心裡沒著沒落的。張先生當了一輩子高級技工，每天八點準時到廠裡去，廠房和機器簡直就像他的家和家人一樣，突然不能去那個家了，不能和那些家人一起工作了，張先生感覺到了無限的失落感。退休之後，張先生把自己關在房間裡，常常陷入回憶中，手邊摸不到熟悉的機器，他感覺心裡空蕩蕩的。彷彿被世界遺棄了。想和兒女們說說吧，他們又都在忙各自的事業，張先生覺得守著空蕩蕩的家，還不如忙來忙去的上班呢。

　　張先生的這種退休體驗，也就是空巢感。空巢感是以孤獨感為主導心境的情感體驗，同時在這種孤獨感裡又混雜有思念、自憐、無助、失落、悲觀等複雜情緒。有不少中老年人在面對空巢家庭的變化和空巢感的出現時難以自拔，如果這種不良情緒持續半年得不到緩解，就有可能是患上空巢症候群。

　　空巢症候群會導致中老年人免疫功能衰退，加劇各種身心疾病，大大降低生命品質。所以，中老年朋友在面對空巢家庭的變化和空巢感的出現時要學會進行自我調節。

　　一、對空巢現象要有一個積極的認識。中老年朋友應該認識到，空巢現象是現代化發展的必然趨勢，自己的年齡逐漸增大，長江後浪推前浪，總有一天年輕人要頂替自己的工作，自己也是要退休的。母女關係，親子關係也不是附屬關係，兒女終成為獨立的個體，為他們

自己的生活奔波。同時「空巢」也有「空巢」的好處，它能使自己有更多的時間關愛自己，做自己想做的事。如果終日陷於空巢感中，會讓自己陷入不滿、孤寂、自我折磨之中。

二、擴大社會交往。中老年朋友為應對長時間空巢環境所帶來的孤寂、失落、悲觀等心境，可採取擴大社會交往、廣泛交友的方法來傾訴壓抑與不快，及時排解不良情緒。找一些自己的同儕，大家都退休了，可以聚在一起下下象棋，聊聊天，一起回憶年輕時的趣事，可以讓情緒找到發洩的出口，感到快樂。

三、轉移注意力。中老年朋友可以採用轉移注意力的方式，如消極、憂鬱時看看電視或到花園散步；心慌、焦躁不安、害怕恐懼時，靜坐下來做深呼吸。注意培養自己的興趣愛好，與同儕相互切磋，交流經驗，達到娛樂身心、陶冶情操的目的。

四、多做健身運動。多做健身運動是也是抵抗「空巢」困擾的好辦法。適當的健身運動不僅減少了更年期生理上的不適感，保持身體的活力，而且在群體健身運動中還可以讓你找到許多志同道合的朋友。

當然做兒女的，此時也該留意父母的心理變化，在父母剛退休的時候多陪陪他們，幫助他們解除空巢感，不讓他們沮喪失落。

《黃帝內經》中的五音、五色心理療法

五音心理療法

「五音」又稱「五聲」，即古代音樂中記譜的宮、商、角、徵、羽五個音階的名稱，類似現在簡譜中的一、二、三、五、六。即宮等於

一（Do），商等於二（Re），角等於三（Mi），徵等於五（Sol），羽等於六（La）。

中醫的經典著作《黃帝內經》兩千多年前就提出了「五音療疾」的理論，《內經・素問》曰：「人有五臟化五氣，以生喜怒悲憂恐。」而中醫就把音樂中五音與人體的五臟相對應，認為五音能夠疏通了人的五臟之氣，調和五臟，具體如下：

五音、五行、五臟的對應關係表

五音	五行	五臟	作　用
角	木	肝	角音歡快使人舒暢愉悅，所以聽角音，可以幫助條達肝木，流通氣血。
徵	火	心	徵音激昂、熱烈，使人振奮，所以聽徵音，可以直到促進氣血流動的作用。
宮	土	脾	宮音和諧，使人安詳，所以聽宮音，可以達到助脾、健運、開胃、消食的作用。
商	金	肺	商音鏗鏘，使人激昂，所以聽商音，可以幫助肺氣運行，達到輔助心肺的作用。
羽	水	腎	羽音柔和，使人和順，所以聽羽音，可以達到養腎藏精的作用。

陽性五音可以緩解陰性心理疾病。如角音、徵音、商音，屬陽性音樂，歡快、熱烈、激昂、鏗鏘，所以常聽之，可以疏解憂鬱，振奮心情。在心境低落的時候，不妨聽聽陽性五音，令人振奮，一掃心理陰霾。

陰性五音可以調節陽性心理障礙，如中躁鬱症患者，心情偏於陽性，可以多聽羽音、宮音的陰性音樂。和諧而柔和，可以令人變得安

詳而柔順，躁狂症的病人，往往心如火燎，身如柴燒，所以聽一聽像流水一樣的音樂，對他們的鎮靜有一定作用。

不同疾病推薦音樂

憂鬱症	宜選擇歡快、激昂、熱烈的角音、徵音音樂，如《喜洋洋》、《步步高》、《彩雲追月》、貝多芬的《命運》等。
高血壓	宜選擇和諧悠揚的音樂，如《春江花月夜》等。
失眠	宜選擇音調低而和緩的羽音音樂，如《翠湖春曉》、《二泉映月》、《梅花三弄》等。
胃潰瘍	宜選擇安詳和諧的宮音和歡快的歌曲、名曲，如《春江花月夜》、《步步高》、貝多芬的《命運》等。
癌症	宜選擇讓人激昂的音樂，如商音、徵音，可選《二泉映月》、《步步高》、《彩雲追月》、貝多芬的《命運》等。
心驚	宜選擇讓人安詳寧靜的羽音、宮音音樂，可聽《春江花月夜》等。
神經性厭食	宜選擇振奮精神的角音、徵音音樂，可選《喜洋洋》、《彩雲追月》、《梅花三弄》等。
頭痛	宜選擇舒緩的羽音音樂，如《二泉映月》等。
冠心病、胸悶	宜選擇歡快的角音以舒懷寬胸，如《春江花月夜》|《喜洋洋》等。

據說在古代，真正好的中醫不用針灸或中藥，用音樂。一曲終了，病退人安。中醫有「百病生於氣，止於音」的說法，認為音樂像藥物一樣有味道，可以使人百病不生，健康長壽。所以，我們現代人

也可以根據自身的情況，選擇合適的音樂來調和身心，使喜怒憂思恐五情歸於和平，以達到治病保健的作用。

五色心理療法

同五音療法相似，古代同樣十分重視五色療法，認為五色與五行以及人的五臟相對應，五色可以調和五臟。

五色、五行、五臟的對應關係表

五色	五行	五臟	作　用
青	木	肝	青色使人舒展，所以肝氣亢盛、高血壓者就應多盾綠色、藍色，以幫助柔肝、疏木、降壓。
赤	火	心	赤色使人亢奮，所以心情壓抑的人，就應多看紅色以幫助他振奮、走出憂鬱。
黃	土	脾	黃色使人喜悅，所以脾胃不好的人可以多看黃色以幫助他高興，幫助他開胃。
白	金	肺	白色使人明亮，使人爽快，所以肺不好的人，應多看看白色，可透過明亮的白色增強肺的功能，從光亮中看到希望。
黑	水	腎	黑色使人寧靜，所以心火旺、腎水不足的人，應多看黑色，因為黑色是水色，可能幫助他養陰消除心火，治療煩躁。

五色中的紅色、黃色屬於陽色，陽色可以調整陰性心理疾病。所以，大凡陰性心理病患，如憂鬱症、鬱證，就應多看紅色的畫、紅色的花，穿衣服也可以選紅色、黃色，尤其是金黃、橘黃色，幫助淡化

陰性不足心理。

五色中的黑色、白色、青色屬陰色，陰色可以調整陽性心理疾病。所以，大凡陽性心理病患，如躁狂症、狂證等，他們的房間家具多用青、藍色、綠色，穿衣服可選淺藍色，以淡化陽性興奮心理。

與五音調整心理疾患一樣，陽性心身疾患如高血壓、狂證、頭痛，應多用青色、藍色、綠色、白色等陰性色彩著裝和布置房間顏色。反之，陰性心身疾病，如鬱證、癲證、失聰、厭食、神經衰弱等，就應常用紅色、橘黃色、金黃色裝飾生活空間。

尋醫問藥，來信必答

問：楊教授您好：

我最近很不對勁，經常頭暈失眠，莫名其妙的發脾氣，東西放在哪轉眼就忘，有時候還會耳鳴，吃飯也經常沒胃口。眼睛有時候也會發花，月經也不太正常。我今年五十一歲，您說我是怎麼了？應該怎麼辦啊？

答：你好！

可能你得了神經衰弱。建議你去醫院做一個仔細的檢查，然後再對症治療。

神經衰弱是一種常見的神經病症，多由持續性的緊張情緒刺激所引起，以神經過程易於興奮和易於疲勞為特點，伴隨有情緒不穩定、睡眠障礙及植物神經功能紊亂等症狀特徵的精神官能症。神經衰弱有三個方面的特點：與精神興奮相聯繫，患者的精神也易疲勞；情緒障礙，表現為煩惱、易激怒和心情緊張；伴有生理功能障礙，如睡眠障礙、頭部不適感、個別內臟器官功能的輕度或中度障礙等。

一般來說，在患神經衰弱症的人群中，中年女性居多。這除了受

女性本身獨具的生理因素影響外，女性往往性格趨於內向，情感更為豐富，對情感的體驗也更為細膩、敏銳。所有這些，都會成為女性的易感因素。

神經衰弱一般表現為腦力和體力不足、容易疲勞、頭昏、頭痛、失眠、多夢、注意力不集中、工作效率低下、煩躁易怒、記憶力減退、怕光、怕聲音、耳鳴、眼花、精神萎靡等症狀，並常常有各種軀體不適感，如心跳、氣急、食慾不振、頻尿等等。有神經衰弱症者，因為長期睡眠不好，會導致內分泌功能紊亂。對中年女性來說，表現是多種多樣的，如月經量多或量少、時間提前或推遲，有些病程長的患者可引起提前停經。這些表現可以隨著神經衰弱的痊癒而恢復正常

神經衰弱的治療一般需要較長的時間，治療過程中，女性朋友應合理安排自己的生活，起居有定時，工作學習有計畫，保持有勞有逸、有張有弛的生活習慣，保持心態的平和，遇事不急躁，不悲觀，適當參加體能鍛鍊，學習書畫以陶冶情操，戒菸、酒，參加輕度的體力勞動等。有神經衰弱的中年女性，宜多食富含維生素 C 的食物。一般水果及蔬菜中均含有豐富的維生素 C。有人說，維生素 C 是大腦的潤滑油，因為它是大腦進行新陳代謝的必須物質。應忌食濃茶、烈性白酒、肉桂、辣椒、檳榔等辛辣刺激性食物和破氣耗氣食品。

治療神經衰弱也有一些飲食療法，以下是幾種治療神經衰弱的簡易飲食療法：

一、核桃芝麻糊：核桃仁、黑芝麻各兩百五十克，豆漿或牛奶、蜂蜜各適量。將核桃仁、黑芝麻炒香，研磨成粉末。取芝麻核桃粉兩匙，加入蜂蜜沖入剛燒開的牛奶或豆漿食用，每日二至三次。用於治療神經衰弱。

二、荔枝漿：取鮮荔枝一千克，榨出果漿，入鍋內，加入適量蜂蜜攪勻，煮熟後置於瓷瓶中，封口，放置一月以上，漿蜜結成香膏，放入冰箱中儲存。此漿具有益氣養陰，通神健腦的功效。對於神經衰弱，貧血，心悸，失眠等病症有良好的治療效果。

三、黃魚排骨煲：黃魚一百五十克，豬肋排兩百五十克，調味料適量。黃魚洗淨，切塊，加黃酒潤漬。豬肋排洗淨，切塊。炒鍋內置少量食油燒熱，爆香蔥、薑，入肋排翻幾下，加黃酒、排骨醬、醬油和少量的清水炒和，加蓋煮沸，用小火燜酥，入酒浸魚塊，用白糖炒和，再用小火煮十分鐘左右。此湯對失眠、頭暈、貧血、食慾不振等有良好療效。

睡眠養生，精氣神的補充劑

人生的三分之一都是在睡眠當中度過的，睡眠養生是保養身體的良方，自古以來，注意養生的人們就認識到了睡眠的作用。張弛有度，有勞有逸符合客觀自然規律，人在生命中，也不能一刻不停的工作，結束了一天繁忙的工作，睡上一個好覺，就能消除一天的疲勞，使身體重新煥發出健康活力。睡眠是一個讓身體器官修復和充電的過程，所以睡眠品質直接影響了我們的生命品質，不得忽視。然而由於種種原因，中老年人更容易失眠，這對中老年人的身體健康是十分不利的。尋找失眠的根源，創造良好的睡眠環境，養成良好的睡眠習慣，是提升生命品質的重要一環，這也是我在這一章節中，希望送給中老年朋友的健康提示。

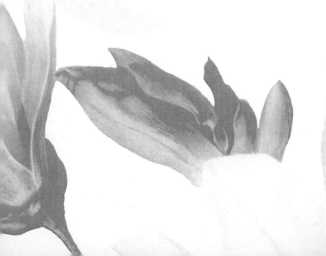

三大睡眠方式給身體充電加油

古人說：眠食二者為養生之要務。能眠者，能食，能長生。

睡眠是平衡人體陰陽的重要手段，是最好的節能，也是最好的儲備及充電，更是消除疲勞的養生第一良方。優質睡眠，可以讓人健康長壽。睡眠期間，體內的五臟運作並沒有停止，他們在睡眠中各自休養生息，一點一點修復白天受損的組織。人處於睡眠狀態，可以節約能量，並且美美的一覺醒來，人身體的疲勞就會一掃而空。就像是充滿了電量的電池，精力倍增。

「健康的體魄來自睡眠」。現代中年人由於工作繁忙、應酬增多和夜生活比較豐富，經常睡眠不足，這對健康是很不利的。所以千萬要保證睡眠充足。下面的三大睡眠方式可以為身體充電加油，且每一種睡眠，都可以達到各自保養身體的作用。

一、夜睡

人處於睡眠狀態時，身體會自動修復受損的器官，夜裡十二點到二點之間是肝修復的時間，這個時候最宜熟睡，以確保白天有旺盛的精力。另外，夜間比較安靜，各種聲音都降到了最小分貝，正是睡眠的好時機，躺下不久即入睡，對健康最有益。

二、午睡

不少中老年人有午睡的習慣，但如果睡不好，反而會渾身乏力而覺得難受。正確的方法是：午餐後休息十五至三十分鐘再睡，飯後不要立即躺下。午睡時間也不宜過長，以三十至六十分鐘為宜。要避免睡在風口上，胸腹部要蓋點棉被，以免受風寒。午間是最佳的養心時間，睡午覺時最佳的養心方式。

三、打瞌睡

有人認為白天打瞌睡是晚上沒有睡好惹得禍，其實打瞌睡乃正常生理現象。人完全甦醒狀態只能維持四個小時，打瞌睡可以為生命充電。人進入中老年期以後，隨著年紀的逐漸增加，可出現入睡期延長，睡眠過淺，容易驚醒，醒後不易再入睡等現象，有的睡覺雖早，但清晨醒來卻太早，白天昏昏欲睡，總愛打瞌睡。「睡眠問題」使老年人非常煩惱，他們總想透過安眠藥來解決這一問題。美國的醫學專家對老年人的睡眠問題提出了新觀點：老年人不要把睡覺少、失眠當成負擔，而應把淺眠而少看成是生理現象。晚睡、早起，減少在床上的時間，完全打消安睡時間長才算養老的那種陳腐觀念。其實，影響老年人睡眠的因素主要是心理因素。「無憂才是安眠方」，老年人應注意胸懷寬廣，待人處事寬宏豁達，把握情緒，做自己情緒的主人。老年人可透過改善睡眠習慣與環境，進行心理調整達到目的，從而避免因服藥催眠而給身體帶來的副作用。但總打瞌睡則不一定是好事，如果總是呵欠連連，就不得不考慮是否為腦血管病的前奏，要及時去醫院診治。

按摩法巧醫失眠 以下

失眠患者仰臥，雙目微閉，醫者以一指禪推法從印堂推向神庭，來回操作二至三分鐘，再吸定於兩側太陽穴操作二至三分鐘。

施大魚際揉法於前額、太陽、臉頰處，雙側共操作五分鐘。

以雙手拇指、食指和中指捏拿患者雙耳，以耳垂處為重點，共操作一分鐘。

按揉百會穴一分鐘，繼而點按神門、頭維等穴。

醫者以食指和中指輕按、向上下左右推移眼球，動作要求輕緩柔

和。施掃散法於患者頭部兩側，共操作二分鐘。

　　患者全身放鬆，自然呼吸，雙目微閉，醫者施掌振法於百會穴，指振法於太陽穴，共操作三分鐘。

　　除常規操作外，心脾兩虛型失眠應加用按揉心俞、肝俞、脾俞、胃俞、足三里穴；陰虛火旺型失眠當再施推橋弓十次，擦命門、湧泉穴和骶骨部，以透熱為度；痰熱內擾型失眠還應按揉脾俞、胃俞、足三里、豐隆穴二分鐘，摩揉脘腹五分鐘，摺左側背部膀胱經，以透熱為度；肝鬱化火型失眠還須加用一指禪推肝俞、膽俞穴，按揉行間、太沖穴約一分鐘和斜擦兩側脅肋部，以局部有溫熱感為度；胃氣不和型失眠應以理氣和胃化滯為主，加用摩腹五分鐘，一指禪推上脘、中脘、下脘、脾俞、胃俞、梁丘、足三里等穴共二至三分鐘，再推擦脾俞、胃俞穴、以透熱為度。

適合中老年人的最佳睡姿

　　一個良好的睡眠姿勢能幫助迅速的進入良好的睡眠。但在現實生活裡，卻有不少人都不大講究睡眠的姿勢：有的人直挺挺的仰面朝天而臥；有的人喜歡趴在枕頭上俯臥而睡；有的人則蜷著身子側臥著睡覺，就像隻「蝦米」一樣；也有的人習慣了伸臂摺腿的姿勢睡覺；還有的人把兩手放在胸上或腦袋上等等。睡覺的姿勢林林總總，然而以上所說的這睡姿都是不符合邏輯、不正確、不利於於健康睡眠的。那麼，什麼樣的睡姿才是科學健康的呢？

　　古代就有「立如松，坐如鐘，臥如弓」的說法，《論語》裡收編的孔子語錄也有：「寢不尸」、「睡不厭屈，覺不厭伸」，就是說睡眠以側曲為好。《於金要方．造林養性》裡指出：「屈膝側臥，益人氣力，勝

正偃臥。」也是主張以側臥為宜。氣功家還有「側龍臥虎仰癱屍」之說，即以側位為主，多取右側臥位，少配左側臥位，身體自然屈曲，適當配合仰臥位。

普陀山的大乘庵內有一座巨大的臥佛，便是取右側臥，如弓形的舒展臥位。該庵建於唐大中十二年。距今已一千一百多年，臥佛姿勢的造型展現了當時人們對最佳睡眠姿勢的認識。右側臥位，肢體自然屈曲，使全身肌肉筋骨放鬆，又能使體內臟腑保持自然位置，有利於消除疲勞和保持氣道，血絡通暢。

如果是左側臥，心臟就容易受到壓迫，影響心臟的血液循環。尤其對脾胃虛弱者來說，飯後左側臥，會感到不舒服，影響消化功能。

如果是仰睡和俯睡，身體與兩腿都只能固定在伸直位置，一則難以變動，二則屈肌群被緊拉著，肌肉就不可能完全放鬆，這樣就達不到讓身體充分休息的目的。同時，仰睡時兩手會不自覺的放到胸部上面，既容易壓迫心、肺影響其功能，又容易出現惡夢或夢魘。此外，由於臉孔朝上，一旦熟睡後，容易因舌根下墜或口水流入氣管而造成打鼾或嗆咳。

俯睡即趴著睡覺，胸腹部受到的壓迫就會更嚴重，口鼻也容易被枕頭摀住，為了避免被摀住，人就勢必會長時間的把頭轉向一邊，這樣又會引起頸肌扭傷。對嬰兒來說，趴著睡覺更不可取，這是由於其自製能力差，一般不會主動翻身，小孩頭臉部骨骼發育還不完善，趴著睡覺時間一長，就很容易會造成頭臉部和口腔的骨骼變化，嚴重的還會導致臉部發生畸形。

事實上，睡覺的姿勢也不是一成不變的。有相關研究觀察顯示，一夜之間，人大概需要翻身二十至四十五次，以求得舒適的體位。只

是總以側臥的習慣為好，如仰臥，手不要放在胸上，也不要抱頭枕肘，下肢不要交叉，以便讓全身的肌肉獲得放鬆。較短時間的左側臥位也是可以的。

此外，對於一些患有疾病的讀者朋友，睡姿都是需要靈活掌握的，如嚴重的心臟病伴有心力衰竭，或支氣管哮喘發作時，只能採取半躺或半坐位。對急性肝炎發作期患者，病人常感肝區隱隱作痛，這時若再右側臥位，反而增加病人的痛苦，宜左側臥為好。

總得來說，中老年人應選擇的睡姿應該是右側臥為主，適當配合仰臥與右側臥。但是，每個人整夜睡眠的姿勢不是固定不變的，所以，不應過度強調什麼睡眠姿勢好，什麼姿勢不好，應以有利於迅速入睡，睡得自然、舒適、放鬆為標準。

一天要睡多少時間最好

一般來講，中年人每天需睡八小時；六十歲以上老年人七小時左右；八十歲以上老年人應睡八至九小時；體弱多病者可適當增加睡眠時間。當然睡眠時間並不是衡量睡眠充足與否的唯一指標，甚至不是最重要的依據，而睡眠品質才是最為關鍵的因素。

影響睡眠品質的因素很多，例如入睡時的心情、床具是否使人體感到舒適、入睡地點周圍的環境如何等等，其中最影響睡眠品質的，是人的睡姿。很多人都知道，將手放在胸口或者壓在心臟上很容易做惡夢，這是因為，手壓迫了心臟血管，致使身體供血不足，就容易做惡夢。

睡眠環境的五個要求

　　一夜好的睡眠離不開一個好的環境。環境因素可以說是影響睡眠的最大因素，人在什麼樣的環境下睡覺，是會直接影響到其睡眠的品質的。對於「息夢安眠」來說，擁有一個寧靜優雅、光線柔和、溫度適宜的環境是相當重要的。臥室當然是要整潔舒爽，才有利於人入眠的。

　　高品質睡眠對環境，也就是臥室的要求具體有以下幾方面：

第一，就是要求安靜

　　安靜的環境是睡眠的基本條件之一。在嘈雜的環境中，人會感到心情煩躁，是無法很快安心入眠。所以，臥室的視窗應避免朝向街道、鬧市，如果客觀環境就是這樣，我建議讀者朋友們要自己加裝隔音設施。

第二，就是光線宜暗

　　在明亮的光線下入睡，會導致人睡眠不安穩，淺睡期增多。因此，床鋪最好設在室中幽暗的角落，保證在無光或柔和暗光下入眠，窗簾也已經以冷色調為佳。

第三，就是室內空氣要求新鮮

　　臥室白天應保證空氣流通，以便及時排出前一夜的潮溼汙濁之氣。臥室必須有窗戶，在睡前、醒後都應該打開窗戶來換氣，睡覺時也不應該全部關閉門窗，而是應保留門上透氣窗，或將窗開個小縫隙。這樣，就可以令室內氧氣充足，不僅能避免人在睡覺時缺氧，還有利於睡眠時大腦細胞恢復疲勞。

第四，就是寢具要舒適

好的寢具能幫助人更快的入睡並睡得好，同時還能防止人在睡覺時損傷頸、背等部位。因此，此處的寢具舒適是指「蓋好被，用好枕，睡好床」。這裡的「好」不是指價格高，而是說適合自己的需求。具體說起來就是：

蓋好被是指，被子不能太重太厚，否則會使身體處於一定的壓力之下，肌肉難以放鬆，無法獲得高品質的睡眠。

用好枕是指，枕頭高度要適合。古代就有「枕不可高，高令肝縮，過下又令肺縮」的說法。枕頭太高或太低都會影響頸部肌肉的自然放鬆，成人枕頭以寬十五至二十公分，高五至八公分為宜。

睡好床是指，理想的床鋪最好是硬床板上鋪以軟硬適中的床墊，這樣可以保持人體的脊柱在睡覺時處於正常的生理狀態，從而保證睡眠舒適。

第五，就是臥室的溫、溼度要適宜

臥室要保證溫、溼度相對穩定。通常來說，室溫一般以二十度為佳，溼度以百分之六十左右為宜。最適合人類生存的氣象條件應該是什麼的呢？人在什麼樣的氣候條件下，會感覺生活舒適且睡得舒服呢？

趕走失眠，讓父母睡個好覺

中年父母常常為了沒有起色的事業煩惱，為了子女的教育問題煩心，為了長輩的身體健康擔心，種種壓力重重的壓在他們身上，他們能不失眠嗎？

可是經常失眠，甚至因此而常常服用助睡眠藥物，對身體是十分有害的。因此，中年人一定要想辦法改善失眠症狀。做好心理行為自我調適是改善失眠的一個重要途徑。在睡前最好不要思考工作生活中所遇到的難題，而要讓身心處於愉快的放鬆狀態。睡前用熱水泡泡腳是有好處的，它可以增進血液循環，使人精神放鬆，有利於快速入眠。

如果想要舒服入睡，不妨試試以下的食物：大豆、牛乳、小魚、杏仁。這些食品雖然有助於入眠，但也不可攝取過量。總之，睡不著的時候，來一杯熱牛奶效果最好。晚睡前切勿飲濃茶、咖啡活刺激性飲料，可以喝一些水，來補充睡眠時會消耗掉的水分。

另外，對於中老年人來說，頭痛、頻尿、神經衰弱等小毛病可能也是引起你失眠的主要原因。

一、治好頭痛不再失眠

一、按摩法治療頭痛。

按摩方法中有一種用手指彈擊體表的方法，稱為彈法。術者用拇指腹緊壓住食指指甲，然後將食指迅速彈擊，或用食指指腹壓住中指指背，然後將中指迅速彈出，以連續彈擊治療部位。頻率每分鐘約一百至一百四十次，具有舒筋通絡，行氣活血的功效。主治頭痛，頸項僵硬，四肢關節痠痛等症。患者平時可以對自己進行彈法按摩，減輕頭痛。

具體方法：

頭痛患者取坐位，醫者一手扶患者頭部，另一手在前額、巔頂、頭側、頭臉部施以一指禪推法和大魚際揉法，共操作八至十分鐘。

點按揉太陽、印堂、百會、下關、頭維等穴，共一至二分鐘。

施揉法於患者頸項部，從枕骨凹陷下至大椎穴，來回滾動，操作三至五分鐘。

施單手五指拿法在患者頸項部，上下移動，共操作二至三分鐘。

點按列缺穴一分鐘，然後施掌振法於百會穴、指振法於太陽穴各一分鐘。

辨症加減：

風寒頭痛：加用拿風池穴、肩井穴各一分鐘，並施以大椎穴部橫擦法，以透熱為度。

風熱頭痛：按揉大椎、曲池穴各一分鐘，並沿膀胱經施掌拍法，以局部皮膚微紅為度。

風溼頭痛：重點按揉太陽、風府、頭維三穴和頭部的拿五經法。

肝陽頭痛：加用頭兩側掃散法，從頭側前髮際過耳掃散至風池穴；推擦橋弓十次（單側、單方向）；點按行間、太沖穴一分鐘。

腎虛頭痛：加用摩腹、摩丹田各三分鐘；按揉腎俞、命門、足三里、三陰交、關元穴共二至三分鐘。

血虛頭痛：加用摩腹五分鐘，按揉血海、膈俞、足三里、三陰交穴共三分鐘，捏脊三至五遍。

痰濁頭痛：加用腹部一指禪推法和摩法共五至八分鐘；按揉脾俞、胃俞、大腸俞、豐隆、天突、中府穴共三至五分鐘。

推拿治療頭痛一般能立竿見影，但對於它病致痛者，應在止痛後及時檢查，從本而治，不要被表象所迷惑。

二、頭痛的食療方法：

頭痛患者應少食醃製或過鹹的食物。如偏頭痛只是因進食起司、

魚和巧克力等食物而造成的，應禁食類似食物。

頭痛患者宜多吃含鎂的食物，如菠菜、黃瓜、胡蘿蔔、蘿蔔、辣椒、香菜、豆腐、生薑、蘋果、核桃仁、乾桂圓、蕎麥麵、豆粉、羊肉、魚頭、雞頭、雞蛋、荷葉、菊花、桑葉、紅糖等。

頭痛患者的美味膳食推薦：

三彩菠菜

配料清單：菠菜三百克，水發粉絲一百克，水發蝦米五十克，雞兩顆，鹽三克，味精一克，蒜末五克，醋十克，芝麻油五克，植物油二十克。

烹調技法：（一）菠菜擇洗乾淨，放入沸水中略燙，撈出過涼後切成長段；粉絲泡發後，剪成長段；蝦米泡發；雞蛋磕入碗中，加少許鹽打散。（二）煎鍋燒熱，倒入油燒至五成熱，倒入雞蛋液，讓蛋液在鍋內攤開，待攤成蛋皮後，取出，切成絲。（三）炒鍋燒熱，倒入油燒熱，炒香蒜末、蝦米，加入菠菜、粉絲、雞蛋絲、鹽、醋、香油、味精，翻炒均勻至熟即可。

美食特點：此食譜豔麗美觀，味鹹酸鮮美。

美食功效：該食譜具有潤燥、止渴、通腸胃、降血壓、解酒毒等功效。適用於頭痛患者食之。

紅燒蘿蔔

配料清單：蘿蔔五百克，植物油三十克，醬油二十五克，花椒十粒，芝麻油、蔥末、薑末、鹽、味精、白糖各適量。

烹調技法：（一）將蘿蔔洗淨，去皮，切成長三公分、寬、厚各為一公分的條狀，放入沸水中，燙透撈出。（二）炒鍋置旺火上，加入植物油燒至四成熱時，放入花椒和八角，炸至出香味後撈出不用，

接著放入蔥末入鍋，再加入醬油、白糖、米酒、鹽、蘿蔔條和適量水，待煮沸後，撇去浮沫，改用中小火煨至湯汁剩二分之一時，加入味精，淋上芝麻油即可。

美食特點：色澤紅亮，軟嫩適口，清香開胃，含有各種維生素及鈣、磷、鐵等礦物質。

美食功效：該食譜具有消食、順氣、醒目等功效。適用於頭痛患者食用。

三、頭痛巧用維生素

維生素是人體必需的營養物質，有極其重要的生理使命。而且維生素還是治療頭痛的「良藥」。

（一）常年坐辦公室從事打字、電腦操作的人員，因眼睛疲勞而引起頭痛者，可每天服用維生素 A 〇點八至一毫克或是葉黃素。

（二）因任務重、勞動強度大，疲勞過度而導致頭痛者，可每天服用一點二至一點四毫克維生素 B1。

（三）因人際關係緊張，心情不舒暢而致的憂鬱性頭痛，可每天補充十五至二十毫克維生素 B3。

（四）因天氣驟然變化，忽冷忽熱或溼度過大，導致血壓降低，大腦缺血而致頭痛者，可每天服用五至十毫克維生素 B5。

（五）因飲酒過量，引起大腦血管收縮、血液循環不暢而造成頭痛者，可每天服用二至三毫克維生素 B6。

（六）女性月經期因神經細胞保護層變薄，引起神經緊張頭痛，可每天補充二至四微克維生素 B12。

（七）因患感冒而頭痛者，可每天服用兩百至三百毫克維生素 C。

（八）因冬春季節缺乏日照而引起頭痛者，可每天補充五至十微

克的維生素 D。

（九）由環境汙染而引起的頭痛者，可每天服用十二毫克的維生素 E。

二、解除夜尿痛苦，還一夜好眠

有些中老年人夜尿多，常常是起夜之後難以入睡。怎樣才能給這樣的中老年人一個安穩的好睡眠呢？

膀胱的一切功能都與腎的氣化有關。所以膀胱的保健主要在於護腎。老年人尿意頻數，小便不禁（小便滴瀝不盡）大多是由肺腎氣虛引起，應補腎，可服六味地黃丸，屬陽虛的伴有怕冷、手足冷，神疲乏力，頭暈腰痠，舌質淡，脈沉無力的應服金匱腎氣丸。前列腺肥大的要就醫。

三、按摩治療神經衰弱

神經衰弱也是失眠的一大原因，用按摩法即可減輕其症狀。

按摩方法：（以下）

先用拇指點攢竹穴，慢慢點二分鐘，以局部痠脹感為宜。

揉前額二分鐘。

以雙中指用力揉撚百會穴二分鐘。

以一手拇指指腹在另一手的揉內關、神門穴各揉二分鐘；然後再換另一手。

張開五指，由前額始，至後頸，用力揉三十次。

以食、中指貼緊腹部皮膚，做弧形劃動五分鐘，指力應透到皮下。

用拇指或食指抵住氣海、關元穴，緩慢揉各穴二分鐘。

由腰部始捏至大椎穴，反覆十次，以皮膚發紅為宜。

點揉脾俞、胃俞穴各二分鐘。

用雙手拇指分別按住雙三陰交穴，用力按揉約二分鐘。

把一圓球或小木棍放在腳心下，來回搓動，每腳搓二分鐘。

四、助眠食療方

靜心湯

材料：龍眼肉、川丹參各十五克。

做法：用兩碗水煎成半碗。

服法：睡前半小時服用。

功效：鎮靜效果明顯，尤其對心血虛衰的失眠者有較好的療效。

安神湯

材料：生百合二十五克，雞蛋一個，冰糖少許。

做法：將生百合蒸熟，加入一個蛋黃，用兩百毫升水攪勻，加入少許冰糖，煮沸後再加五十毫升冷開水充分攪勻即可。

服法：睡前一小時服用。

功效：鎮靜安神。

三味安眠湯

材料：酸棗仁十五克，麥門冬、遠志各五克。

做法：將以上藥材用水五百毫升煎成五十毫升。

服法：睡前服用。

功效：以上三種藥材均有寧心、安神、鎮靜的作用，混合有催眠的功效。

酸棗仁湯

材料：酸棗仁十五克。

做法：將酸棗仁搗碎，用水煎。

服法：每晚睡前一小時服用。

功效：酸棗仁能抑制中樞神經系統，有較穩定的鎮靜作用。對於血虛所引起的心煩不眠或心悸不安很有效。

桂圓蓮子湯

材料：桂圓、蓮子各一百克。

做法：將桂圓和蓮子加水煮成湯。

服法：每天可作飲料喝，尤其在晚上睡覺前飲用。

功效：具有養心、寧神、健脾、補腎的功效，尤其適合中老年人和長期失眠者服用。

養心粥

材料：黨參三十五克，去核紅棗十枚、麥門冬、茯神各十克。

做法：將以上材料用兩千毫升的水煎成五百毫升，去渣後，與洗淨的米加水共煮，米熟後加入紅糖即可。

服法：可做早餐，也可做飯後甜點。

功效：對於心跳加快、健忘、失眠、多夢者有明顯療效。

冰糖百合

材料：新鮮百合一個，紅棗適量，冰糖適量。

做法：將百合煮熟後加入冰糖即可，還可以加入紅棗。

服法：當晚餐後的甜點。

功效：這款甜點不但可以幫助入睡，減少噩夢，還有美容養顏的作用。

牛奶燕麥片

材料：燕麥片一份，牛奶三份，白糖適量。

做法：將材料一起煮十五分鐘，加入白糖即可。

服法：可以作為晚餐的粥品。

功效：能安神、潤肺、潤腸。（一般的燕麥片比較硬，煮起來比較費時，建議使用快熟類型的燕麥片）。

此外，人參具有大補元氣、健脾益肺、生津止渴、安神除煩作用，現代科學研究證明可提高免疫功能，有抗癌防癌作用，能提高對外環境的適應能力，能調節人體新陳代謝內分泌功能等。

七個中藥方辯證止多夢

很多中老年人多夢，夢境就像放電影一樣，讓人覺得一夜都沒睡。

多夢往往和失眠糾纏不清。我們每個人都會做夢，但大多數人醒來後不久就會把夢境給忘記了，最多只留下某些感覺。而那些醒後還能清晰記得夢的內容的，就屬於睡眠品質不高，或者就是多夢。

中醫學認為，多夢是指從睡眠中醒來，自覺亂夢紛紜，常伴有頭昏神疲的一種表現。多夢的根本原因是由身體內在變化引起的。《素問·方盛衰論》裡說：「是以少氣之厥，令人妄夢，其極致迷。」所謂「少氣」，就是說氣不足，氣不足就會陽不守陰，神失其守，因此就多夢。

此外，如果一個人的情志損傷，傷及臟腑，耗損精氣，那麼就神魂不安，發為多夢。還有，如果一個人陰血虧虛，不能奉養心神，潛涵肝魂，制約相火，而使神魂浮游，發為多夢。當然，如果人痰熱內

擾肝膽，魂不得寧而發多夢。當人勞欲過度，水火不濟，心腎不交，則心神不寧而發生多夢。如果飲食沒有規律，使土虛木鬱，人也會神魂不寧而多夢。

中醫對多夢的治療通常採用兩種方法，一是中藥調理，二是心理療法。下面，我會列舉一些安全可靠的中醫藥方，希望讀者朋友們能參照對症選擇。

一、調理心氣不足引起的多夢

症狀：多夢易驚，失眠，神疲睏倦，短氣，或喜悲善哭，精神恍惚，舌質淡，苔薄白，脈細弱。

藥材：黃芪、茯苓、白朮、山藥各十二克，人參九克，蓮肉、砂仁、沉香、檀香、甘草各六克。

功效：養血益氣，寧心安神。

服法：按照中藥煎法，每天服用三次。

二、調理心血不足引起的多夢

症狀：心悸怔忡，心煩失眠，多夢易驚，健忘頭昏，臉色不華，舌淡，脈細。

藥材：炒棗仁十八克、當歸、白芍、熟地、川芎各十二克，鹿茸、朱砂各六克，功效：養血安神。

服法：按照中藥煎法，每天服用三次。

三、調理心陰不足引起的多夢

症狀：心悸怔忡，失眠多夢，五心煩熱，咽乾舌燥，舌紅少津，脈細數。

藥材：酸棗仁十八克，當歸、茯神、麥門冬、生地各十二克，黃連、遠志、竹葉、人參、黃芪、膽星、蓮子心各六克，朱砂三克。

功效：養陰補心安神。

服法：按照中藥煎法，每天服用三次。

四、調理心腎不交引起的多夢

症狀：心煩，失眠，多夢，遺精，腰痠腿軟，潮熱盜汗，舌紅無苔，脈細數。

藥材：龍骨十二克，黃連、黃芩、白芍、阿膠各九克，雞子黃一枚。

功效：交通心腎。

服法：按照中藥煎法，每天服用三次。

五、調理心膽氣虛引起的多夢

症狀：驚悸不寧，膽怯善恐，夜寐多夢，胸悶氣短，舌質淡，苔薄白，脈細弦無力。

藥材：酸棗仁、龍齒各十二克，車前子、茯芩、麥門冬、茯神、天冬、熟地、山藥各九克，五味子，遠志、人參各六克，肉桂、朱砂、甘草各三克。

功效：養心益氣，壯膽鎮驚。

服法：按照中藥煎法，每天服用三次。

六、調理心脾兩虛引起的多夢

症狀：心悸健忘，少寐多夢，氣短神疲，臉色萎黃，食少倦怠，腹脹便溏，舌質淡嫩，苔白，脈細弱。

藥材：黃芪、白朮、當歸、茯神、酸棗仁、龍眼肉各九克，人參、遠志、木香各六克，炙甘草三克。

功效：補益心脾。

服法：按照中藥煎法，每天服用三次。

七、調理痰火內擾引起的多夢

症狀：夢擾紛紜，頭暈心悸，急躁易怒，痰多胸悶，舌質紅，苔黃膩，脈滑數。

藥材：珍珠母十二克，半夏、陳皮、茯神、竹茹、枳實各九克，黃連六克，甘草、生薑各三克，紅棗五枚。

功效：清熱化痰。

服法：按照中藥煎法，每天服用三次。

注：以上藥方中各中藥的用量適用成年多夢患者。

子時大睡，午時小憩

四十八歲的王先生由於工作原因，常常熬夜，為了趕工，守著電腦熬個通宵都是家常便飯。這樣緊張的工作了幾年，王先生發現自己的胃越來越不好了，經常一吃完飯就開始痛。在家人的勸說下，王先生擠出時間去醫院做了檢查。醫生告訴他，他是勞累過度，長期睡眠不足，肝出了問題，但是還不是太嚴重，所以先在胃上表現出了病症。如果不能注意休息，時間久了，就有出現肝病的危險。

現在很多人的肝病其實是「熬」出來的，一般熬了夜的人大多雙目赤紅，這是肝火上升的症狀。長期如此，必然傷肝。據研究，人晚上十一點到第二天凌晨二點，體溫最低，這是睡眠的最佳時間，所以

一般熬夜最好不要超過十二點。

睡前泡個溫水澡有助於睡眠。一旦進入睡眠狀態，體溫就會自然下降，所以，如果在睡前泡個溫水澡，等上床時，體溫就會順利下降，順利入眠。睡前不要聽嘈雜的音樂或者緊張刺激的電影，這樣會增加大腦皮質的興奮度，難以順利入眠。睡眠姿勢一般以右側臥位為佳，可使心臟不受壓迫，促進胃腸蠕動排空，加上全身肌肉放鬆，可使睡眠安穩舒適、自然。一些不符合睡眠衛生的方式如張口呼吸、蒙頭大睡等也應避免。

中年人忙碌一天，夜裡好好休息，睡一個安穩覺，對於身體健康是十分有益的，不過並不是晚上睡得好就夠了。

中醫理論認為，「每日時至午，少寐以養陽；時至子，熟睡以養陰。陰陽協調，百病不侵。」這說明短暫的午睡和夜晚熟睡的睡眠，對於人的身體健康是互補的，能夠調節人的精神和體力。

午睡也是很重要的，由於半天多活動的疲勞，在中午時休息一段時間，就能重新喚起組織細胞的活力，提高人體的免疫力，使人感到神清氣爽，精力充沛，不論是做什麼都會覺得思維清晰，得心應手。

對於中老年人來說，從正午前開始，就會自然感到精力不支了。因為心臟功能，主要是供血功能衰退以後，再加上血管的硬化，致使大腦皮質供血（氧）量下降，大腦皮質較成年人更易疲勞。所以中老年人的神經系統更應經常得到休息。

另外，中老年人清晨醒覺早，到晚間睡覺的時間過長，無論是腦力還是體力都容易疲乏。如果這些疲乏不能及時得到緩解，久而久之就會造成疲勞過度，產生一系列病理變化或加快衰老的進程。因此，在中老年人活動了七至八個小時以後，充足的睡一個午覺，是十分

必要的。

　　午睡不可忽視。大量事實證明，午睡確實有利於健康。但不少人不習慣午睡，寧可把中午的休息時間用來打牌、聊天、逛街等活動，這實在不是一種好習慣。醫學研究發現，人體睡眠有一定規律，除夜晚外，白天也需要睡眠。在上午九點、中午一點和下午五點有三個睡眠高峰，尤其以中午一點的高峰較為明顯。也就是說，除了夜間的睡眠外，人在白天還有一個以四小時為間隔的規律。但人的白天睡眠規律往往被繁忙的工作和緊張的情緒所掩蓋，或被茶酒之類具有神經興奮作用的飲料所消除，所以有些人在白天並不顯示睡意。然而一旦這類外界刺激減少，人體白天的睡眠規律就會顯露出來，到時便會有困乏感，很自然的想在中午睡覺。

　　午睡能使人的大腦與身體各個系統都得到放鬆與休息，更有利於下午、晚上的工作和學習，而且也是夏秋季預防暑熱的一項積極措施。習慣午睡的人，尤其是腦力工作者，都有這樣的體會，午睡起來後工作效率大大提高。國外尚有資料表明，在一些有午睡習慣的國家和地區，其冠心病的發病率要比不午睡的國家低得多。這與午睡能使心血管系統舒緩，並使人體緊張度降低有關。

　　子時大睡，午時小憩，保持良好的睡眠習慣才能保護好自己的身體健康。千萬不要把自己的健康當兒戲。也別看輕中午休息的那麼短短半個小時。

尋醫問藥，來信必答

　　問：楊教授，您好！聽說睡午覺對身體好，我每天中午餐後就躺下，睡到自然醒，醒來時基本上都是下午三、四點鐘。為什麼我每次睡完午覺起來都會覺得昏昏沉沉的，渾身沒力氣啊？睡覺的時候都

很注意，用被子蓋住腰腹，也不用電風扇直吹，應該不會有著涼的可能。我今年四十五歲了，這會不會是我身體有什麼病症的徵兆啊？

　　答：你好！感謝你的來信。首先你可以放寬心，這並不代表你的身體有什麼病症。而是你午睡時間過長了。

　　午睡時間以半個到一個小時為宜。如果午睡時間過長，就會使得大腦中樞系統過度抑制而減少腦血流量，體內代謝速度減慢，從而導致精神不振，懶散無力。民間所說的「睡溺了」，就是指這種午睡時間過長而導致的精神不振，懶散無力的表現。有的人即使在午間打瞌睡，大腦和肌肉同樣得到鬆弛，腦波頻率也會得到降低，對身體是有好處的。根本不午睡，會加速身體的疲勞因數復甦，增加身體的負擔，久而久之肯定影響身體健康。但是也不能像夜睡一樣無節制的大睡特睡。

　　你只要減少午睡時間，每天睡半個小時到一個小時，應該就不會出現你說的狀況了。

　　問：楊力老師，您好！因為喜歡普洱茶，我喜歡喝上一壺，可是每天晚上不光起夜的次數多，每次起夜後，總要一兩個小時才能睡著。這是因為我的腎不好，還是喝茶喝多了才影響睡眠的呢？

　　答：讀者你好！茶養生也是我提倡的一種養生方法，並且普洱茶確實對人體有好處，但是喝的時間如果不對，反而會影響身體的健康，比如你起夜後得一兩個小時睡不著，那就是因為茶的原因了。你可以改變一下喝茶的時間，比如：喜歡喝下午茶的，要改為上午，晚上盡量不喝茶，這樣睡起來就好一些了。

上工治未病，
常見病的預防養生之道

　　人到中年以後，不僅要面臨生理上的各種變化，而且還要面臨工作和生活的雙重壓力。這個年齡層的人容易受到如頸椎病、肩周炎、心血管病、糖尿病、高血壓、前列腺等各種疾病的「青睞」。古代就推崇「聖人不治已病治未病」。「治未病」就是先於疾病發生即能預防。現代醫學給予我們的不再只是治病，更多的是防病。無病早防，有病早治應該是中年人戰勝疾病的上策。

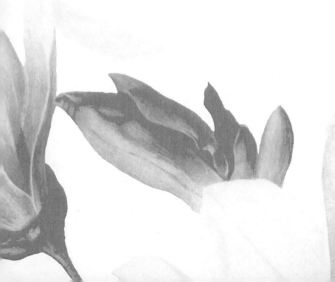

用易經為五臟體外「體檢」

中醫認為「五臟藏於內而形見於外」，就是說，臟藏於人體內，而有徵象反映於體表。中醫可以透過「望聞問切」以外測內，用外部的觀測來作為診療的依據。「以外測內」，這個思維十分高明。為什麼高明呢？因為它代表著東方思維的特點。一切物質，它存在明的結構，也存在暗的結構，你不能說我顯微鏡下看不見，我就不承認它的存在。比如說我們號脈，用三個指頭看一下脈氣，這也是個全息 —— 脈全息。我左邊的是看心肝腎，右邊的是看肺脾腎。那麼西醫用刀劃開，奇怪了，既找不到肺的組織，也找不到脾的組織，也找不到腎的組織，於是它就說中醫不科學，我認為其實這兩種都是科學的，只不過是運用不同的思維方法罷了。

所以，《易經》和醫學的關係，實際是哲學和自然的關係。透過哲學和自然關係的一個代表 —— 望聞問切四診結合起來，那我們就得到全面的資訊了，我們就可以掌握疾病的早期訊號，所以掌握五臟反應在體外的藏象是十分重要的。

一、心

如果人臉色異常，要先考慮心。因為人的心氣在外反映於面，所以根據臉部的狀況我們便可對心進行保健。如發現臉色蒼白無華，氣短乏力則是心氣、心血虛的反映；而發現臉色發青或紫、胸憋氣悶、心慌，那你就應該考慮是否會患有冠心病；而臉色紅潤，血脈充盈，精力充沛，這當然就是心力充足的表現。

有人經常容易出大汗，這也要先考慮心。因為汗為心之液，和血汗同源，大汗可亡心陽，也可亡心陰，所以如果不是為了運動的目的

應盡量要減少出汗，如夏天應該避免因熱出汗，平時也不應穿得太厚以避免出汗過多；心氣虛、心陽不足的人，更應該避免大汗以致心氣暴脫而出事。

二、肺

皮毛、鼻與肺是一個藏象整體，肺是主宰，所以皮毛與鼻有毛病，當然要從肺考慮。

養皮膚要先養肺。因為人的肺氣合於體表的皮膚，其華在毛。皮毛是人體的屏障，人的肺透過衛氣循於皮毛。肺氣虛，衛氣不足則皮毛失濡而屏障功能減弱。所以要保養皮毛首先要養肺，增強衛氣。反之，如果善於保養皮毛，也可以回饋於肺，輔助增強肺的功能。

鼻子出問題，你也要查查肺。因為肺開竅於鼻，所以鼻的嗅覺和肺有密切關係。要保護嗅覺，首先要增強肺氣，因為「肺氣通於鼻，肺和則鼻能知其香」。所以嗅覺減退的人，可以吃豬肺燉山藥。喉能發音，聲音的大小也與肺有密切關係，所以發音無力同樣應該益肺。宗氣盛也就是心肺氣虛的人，言語無力的原因就在於心陽虛、肺氣不足，這種情況應服人參。

鼻子失嗅，突然聞不到香臭，要警惕鼻咽癌、憂鬱症、腦梗塞，如伴有心慌、氣短、汗多則是心肺大虛的訊號。

三、肝

中醫認為肝與爪筋、指甲、眼睛是一家，肝是主宰，所以這些方面的養生保健，都應從肝著手。

很多女士都想擁有一手漂亮的指甲，其實指甲的保養要從肝著手。因為人的肝氣「應於體表的爪，其充在筋」。這是說肝氣盛衰在

外，反映在爪、筋及眼睛。氣血的盛衰可以影響爪甲的榮枯，所以要保養指甲首先要養好肝這些部位。

養眼我們也要先養肝。因為肝開竅於目，用眼過度對眼不利對肝同樣有害，這同時也要求我們在日常養生保健中養體外也要養體內臟，它們是相互影響，相輔相成的。養肝明目最好的藥食是枸杞、當歸。

四、脾

如果我們要強健肌肉，要當健美明星，就要補脾氣。當你中氣補足了以後，肌肉的力量自然就有了，但是如果口味變化了，也可能是脾就要有問題了。比如武則天，她快要死之前，吃東西的時候突然就覺得沒味道了。御廚烹製的御膳，即使是山珍海味，她也覺得一點味道都沒有，她很聰明，知道自己快要不行了，沒有了胃氣，脾氣將竭了，然後她就安排自己的後事，果然沒過多久，她就死了。所以為什麼嘴唇有病要查脾，健美也要先健脾，就是因為這都跟脾的藏象有關。

健脾最好的辦法是注意飲食，有節、不過飽、不過餓，進食有規律，不吃腐敗或刺激性的食物，這樣脾的功能就能保持良好，比吃藥還見效。

五、腎

腎開竅於前後二陰、耳朵、骨頭、牙齒、頭髮、腦髓，這些都是屬於腎的。所以腎有病，可以反映在耳朵、骨頭、牙齒、頭髮、腦髓上。這些部位有問題，都可以測到腎臟的疾病。這些部位有病，我們也可以從腎來治。老年人便祕，不少情況屬於腎陰虛導致腸津枯而祕

結，所以只吃潤腸藥還不行，要補腎陰才行。

如果是骨質疏鬆，尤其是中老年人骨質疏鬆，你只單獨的補鈣，效果不是很好，要結合補腎，效果就好了。因為腎主骨，腎和骨頭的關係，是一個藏象系統。

健腦也要補腎。因為腦髓由腎所填，腎虛者腦力會明顯感到不足，所以要保養頭髮、骨骼、大腦，都必須保養腎。

頭痛 —— 坐臥不安的苦惱

頭痛是因頭頸部痛覺末梢感受器受到刺激產生異常的神經衝動傳達到腦部所致，是頭顱上半部出現疼痛的一種症狀，整個頭上部疼痛或頭的某一局部疼痛勻稱頭痛。頭痛是患者的一種自覺症狀，且是一種非常頑固和多發的疾病，常常在你沒有預兆的情況下，突然襲擊你的神經，儘管頭痛非常令人痛苦，卻很少引起人們的重視。

可以引起頭痛的因素主要有：情緒緊張、壓力、焦慮、便祕、眼、鼻、喉的疾病、頭部創傷、空氣汙染、使用藥物、抽菸、使用香水、過敏症等。引起頭痛的過敏食品可以是：巧克力、味精、糖、熱狗、檸檬酸、酒、醋、發酵食物等。

頭痛又有「真頭痛」、「腦痛」、「頭風」、「首風」等稱，局部頭痛還有「巔頂痛」、「偏頭風」、「偏頭痛」等名。傳統醫學臨床上分為外感和內傷兩大類。外感頭痛有風寒、風熱、風溼之別；內傷頭痛多因肝、腎、脾三臟的病變及氣血失調所致。疼痛多表現為脹痛、重痛、跳痛、刺痛、暈痛等。

十一種頭痛的危險訊號

任何突然發作的劇烈頭痛且逐漸惡化。

任何伴有痙攣的頭痛。

伴有發熱的頭痛。

頭部撞傷後的頭痛。

老年人突然發生的、前所未有的頭痛。

兒童復發性頭痛。

任何年齡組的妨礙正常生活的頭痛。

特定一個部位：一隻眼睛、一個耳朵或一個特定區域的頭痛。

頭痛歷史已久，但突然改變了特點或類型。

因咳嗽、翻身或彎腰而加劇的任何頭痛。

夜間痛醒的頭痛。

預防人為因素帶來的頭痛

頭痛是一種很常見的病症，不僅可由許多疾患引起，而且也有不少頭痛是由人為因素所造成的。避免人為因素所造成的頭痛，需要從哪些方面做起呢？通常需要從以下幾方面做起：

一、生活不宜過於緊張。

當今社會，生活節奏很快，這往往是引緊繃張性頭痛的重要因素。有關專家認為，大多數慢性發作性頭痛，都是屬於約占所有頭痛的百分之九十緊張性頭痛。也因此要預防這類頭痛，最好的辦法就是放鬆、冷靜和自信，盡量避免自己處於過度緊張的狀態。

二、保持良好的情緒和個性。

著名精神病學博士馬丁先生曾指出，有些頭痛常與個人的心情和

個人性格有關。因而，在日常生活中，對於那些不如意、羞怯、罪惡感、孤僻、嫉妒、恐懼、爭強好勝、固執己見等不良情緒，都要注意加強修養和適度的調適。

三、避免用眼過度和配鏡不當。

眼睛是心靈的窗戶，而心靈又是人的大腦。因此，作為人類的重要感知器官的眼睛，如果使用不當，便會引起不同程度的頭痛。如，書寫姿勢不端或是距離過遠或太近；用眼時間太長；不注意眼睛的保健等生活用眼習慣，都可以引發頭痛。

除此之外，對於那些患有屈光不正，未經醫生檢查，或未進行散瞳驗光，而自己隨便購眼鏡佩戴，都是造成眼性頭痛的一些原因。另外還有一些眼疾若沒有得到及時治療，也會引起頭痛，故不要麻痺大意。

四、切忌挖耳、摳鼻。

人的耳朵和鼻子，都與顱腔相通並且關係密切。挖耳、摳鼻很可能導致局部感染發炎、充血，從而傷及腦神經和血管而誘發頭痛。

五、合理安排工作、學習和休息。

人類大腦皮質的生理活動，主要有興奮和抑制兩大過程。通常這兩大過程需要不斷相互轉化和制約，才能保證人體整個身體的生理功能能夠適應外界一切條件變化，從而保持身體的健康。如果在日常生活和工作中對工作、學習與休息安排不當，就會導致勞逸失調，那麼就可能造成神經衰弱和頭痛。

六、戒菸限酒。

吸菸可使腦血流量減少，血氧含量降低，而大腦血管一旦缺氧，就會引起舒縮失常。這樣，就很容易發生血管性頭痛。吸菸的人腦神

經極易疲勞，容易造成大腦皮質興奮和抑制不平衡，從而出現神經性頭痛。喝酒更會對大腦神經產生不良刺激的也造成頭痛。因此，減少吸菸和喝酒，是減少頭痛很關鍵的一個因素。

自我放鬆防治頭痛七法

美國保健專家提出自我放鬆可緩解頭痛症的七種方法，現介紹如下：

一、深呼吸並輔以「意念」：盡量做深吸氣，集中「意念」，想像將緊張隨氣呼出身軀。

二、「意念」掃描：閉上雙眼，來做深呼吸，想像空氣已經降至下腹部，整個過程需要全身放鬆，在肌肉一張一弛的同時，吸氣時有意緊張全身肌肉，而呼氣將「意念」想像成一盞明燈，依次掃描前額至足跟，堅持做十分鐘。

三、想像美好的前景：把一生中經歷的最美好的「人生畫面」如：初戀的公園、兒時的樂園、遊覽過的美麗風景區等情形，在腦海中盡量詳細的「放映」一遍。

四、熱水淋浴：用溫度稍高的熱水作全身的淋浴，同時緩慢而用力的按摩腦門。

五、芳香幻想：幻想自己已經聞到了各種花香：如桂花香、梅花香、玫瑰香、蘭花香等，還有果香和食品香。

六、自我暗示：不妨自言自語：「我正隨波逐流，順流而下。」反覆幾次，從而讓這種「輕鬆之波」流遍全身。

七、音響幻想：最好獨坐在花園或陽臺上，然後閉眼幻想種種聲響，如鳥叫、蟲鳴、風聲、雨聲、歌聲、樂聲，或讓最喜愛的歌曲在耳畔響起。上述這些方法，可以單獨做，也可以選二三種合做，只要

堅持，定有效果。

常梳頭防治頭痛幾招

研究發現，梳頭療法對全身疲倦、眼耳鼻咽病、痛經、感冒、肺炎、傷寒、痙攣、精神緊張等引起的頭痛，均有立竿見影的神奇效果，同時對三叉神經痛、神經衰弱、偏頭痛、瘡症和癲癇、腦膜炎後遺症、高血壓、心臟病等引起的頭痛能很快緩解。

梳頭的方法：取治療保健梳和刮痧油，將刮痧油塗在三叉神經分布處、頭頂等皮膚暴露處，患者坐或站立，全身放鬆。

一、持梳呈四十五度角，梳齒深觸神庭一區（神庭穴向前延長〇點五寸，左右各旁開至眉沖穴的方形區）、百會區（以百會穴為中心向前後左右各旁開一點五寸的方形區）、率谷區（以率谷穴為中心向上下左右各旁開一寸的方形區），自上而下，由後向前梳刮各三分鐘，每分鐘八十次。

二、持梳呈四十五度角，梳齒或背深觸百會穴（兩耳尖直上頭頂正中線處）至啞門穴（頭頂正中線進入髮際〇點五寸的凹陷處），兩側風池各梳刮二分鐘，每分鐘六十次。

三、持梳呈九十度角，梳齒深觸頭維穴至風池穴，沿耳後弧形條帶（雙側）從前向後梳刮大約各二分鐘，直到發熱。

四、持梳呈九十度角，刮拭或按揉太陽穴、曲鬢穴（耳前鬢髮梢後，角絲與絲竹空穴平齊處）、頭維穴（額角前緣髮際內〇點五寸處）各二分鐘，每分鐘六十次。

五、用保健梳耳棒（尖端）按揉神門穴（三角窩內，對耳輪上下腳分叉處稍上方）、緣中（對屏尖與輪屏切跡處之間）、枕穴（對耳屏外側面的後上方）各一百次，發熱為宜。

六、整體調理經氣，持梳呈 四十五度角，以百會為中心，分別向神庭穴、曲鬢穴（雙側）、啞門穴，前後左右呈放射狀刮拭，發熱為宜。

梳頭時一般用屬梳法，即加強按壓力，力度均勻，對年老體弱孕婦兒童宜用平梳法，即按壓力適中。梳理結束宜飲一杯熱開水，以補充消耗水分，促進新陳代謝，注意休息，避免遭受風寒。

便祕 —— 無語言表的痛楚

我們常說：通則不痛，痛則不通。試問，人的一生中，有誰沒有因為便祕、排便困難而苦惱過呢？特別是現在社會，我們不難發現自己周圍，因為便祕而喝腸清茶、服瀉藥的人好像是越來越多了，而且也成為一種時尚，這是因為別看便祕是小事情，但是它極有可能誘發其他疾病，因此，日常生活中我們要加強便祕的預防。

便祕是指大便次數明顯減少或排出困難，也指糞便堅硬或有排便不盡的感覺。一般說，如糞便在腸內停留過久並超過一般 二日以上無排便提示存在便祕。

便祕根據有無器質性病變可分為器質性便祕與功能性便祕兩種。器質性便祕可由多種器質性的病變引起，如結腸、直腸及肛門病變；老年營養不良、全身衰竭、內分泌及代謝疾病等等均可引起便祕。功能性便祕則多由功能性疾病如大腸激躁症，濫用藥物及不良的飲食、排便習慣、生活習慣所致。

生活在都市裡的老年人，幾乎有百分之五十的人都深受便祕之苦，而農村相對較少。那麼便祕和什麼因素中醫學認為，便祕大多與大腸的傳導功能失常有關，並且與脾胃及腎臟的關係較為密切。其發

病原因可有燥熱內結、津液不足，情志失調、氣機鬱滯，以及勞倦內傷、身體衰弱、氣血不足等。

便祕的飲食調理

食物不要吃得過於精細，更不能偏食，增加膳食中的膳食纖維含量，如五穀雜糧、蔬菜（蘿蔔、韭菜、生蒜等）、水果（蘋果、紅棗、香蕉、梨等）。

攝取足夠水分。每日進水量約兩千毫升。每天清晨空腹飲一至二杯淡鹽水或開水或蜂蜜水，均能防治便祕。

飲食中攝取適量植物脂肪，如香油、豆油等，或食用含植物油多的硬果如核桃、芝麻等。

適當食用有助潤腸的食物，如蜂蜜、優酪乳等。

可經常食用一些又防治便祕作用的藥粥如芝麻粥、核桃仁粥、菠菜粥、地瓜粥等。

少吃強烈刺激性助熱食物，如辣椒、咖哩等調味料，忌飲酒或濃茶。

便祕的生活調理

養成定時排便的習慣。最好每天早餐後定時排便，根據「胃 —— 結腸反射」。進餐後易於排便反射的產生。只要堅持養成定時排便，即可逐漸建立起排便反射的條件反射，習慣後則能按時排便。

養成集中精力排便的習慣。上廁所不宜看書報、聽廣播、抽香菸等，消除一切分散誘發便意及延長排便時間的不良習慣。老年人宜用坐式便器，以防排便時久蹲及用力排便而致虛脫。

不能忽視便意。經常忽視便意或強忍不便，糞便在腸道滯留時間

過久，大便乾燥，從而引起或加重便祕。

生活要有規律、保持心情舒暢，適當參加體力勞動，經常參加體能鍛鍊，尤其注意腹肌的鍛鍊，如仰臥起坐、跑步、跳繩等活動。避免久坐、久臥、久站。

自我腹部按摩，如簡單的方法為：仰臥位，以腹部為中心，用自己的手掌，適當加壓順時針方向按摩腹部。每天早晚各一次，每次約十分鐘。可促進消化道的活動，保持大便通暢。

自我保健，經常做體操、縮肛訓練、氣功、太極拳等。

便祕的藥物調節

處理便祕，應首先採用飲食調節等綜合治療措施，不要濫用藥物。如果保守治療無效，可以在醫生的指導下用藥進行調理。但應首先查明原因，針對病因進行正確的治療。

肥胖症 —— 萬病禍端之源

你是否有肥胖的煩惱呢？你是否羨慕別人擁有苗條身材呢？一提到肥胖字眼，你或許會搖頭歎息，那麼生活在現在文明的光環下，你離肥胖症有多遠呢？什麼是肥胖症呢？

肥胖症實際上因過量的脂肪儲存使體重超過正常百分之二十以上的營養過剩性疾病。有單純性和繼發性兩類。單純性肥胖指無明顯內分泌代謝疾病，繼發性肥胖主要為神經內分泌疾病所致（見脂肪代謝紊亂）。

脂肪是人體大量儲存熱能的組織，正常人體均有脂肪儲存以備應急之需，脂肪儲存於皮下和內臟器官周圍，對人體遭受外來衝擊有保

護和緩衝作用。脂肪細胞數目在青少年時期（十六至十八歲）就已固定，成年人的肥胖是因脂肪細胞內的脂肪含量增加，使每個脂肪細胞肥大和充盈，而不是脂肪組織的成長。肥胖與健康的關係極為密切，人的壽命與體重有關，據大量的追蹤調查，最長壽命者是比標準體重重百分之十至百分之二十的人。而肥胖者的血脂、血胺基酸、血胰島素都比較高，就很容易發生高血壓、心臟病、糖尿病等。

肥胖症不僅影響我們的體態，還能夠導致嚴重的身體不適，如氣喘、疲勞、失眠、下腰痛、骶關節和膝關節疼痛、消化不良、憂鬱症。肥胖婦女還易出現月經失調，甚至導致閉經及不孕。肥胖症的危害還表現在導致多種合併疾病，如糖尿病、冠心病、高血壓、膽結石、脂肪肝、睡眠呼吸中止症候群、下肢水腫、蜂窩織炎、靜脈血栓、女性乳腺癌、卵巢癌，男性大腸癌、前列腺癌等疾病。

肥胖症的病因

肥胖症的病因及發生機制非常複雜，不但有遺傳因素的作用，而且還有環境因素的作用，人體能量的平衡至關重要。

遺傳因素

人類肥胖的遺傳因素相當複雜，目前已發現二十多個肥胖基因，位於多條不同的染色體上，在決定肥胖的基因上，發揮著重要的作用。體重指數、皮褶厚度、局部脂肪分布、熱量攝取代謝率和熱消耗等，這些都受遺傳因素的影響。

飲食習慣

飲食過多是導致肥胖發生的一個主要因素。「多吃」，一般包括三方面的含義：一是主副食或副食確實吃得較多；二是主副食吃得不多但甜食、油食、零食卻吃得很多；三是與他人比吃得不多，與本人

的勞動強度、生理狀況來比吃得還是比較多。

運動狀態

運動量過少甚至不運動，是中年人、尤其是中年知識分子產生肥胖的主要原因。其中，有的是因工作太忙太累而沒空運動；有的是家務拖累而無暇運動；有的是傷腦筋的事太多沒心情運動；有的是地位高多是坐車而不運動；有的是運動器官有病而無法運動；還有的認為自己本身是勞動者而誤認為不需要再進行運動。這些都是長時間運動不足，也是導致熱量消耗減少、脂肪堆積。

環境因素

現代條件下，都市人多住高樓，出門有車坐，人們的工作也大多與現代化的「機器」打交道，而農村各方面的條件還差一些。

精神情志

除了遺傳、脂肪細胞功能狀態、運動狀態、飲食習慣等因素外，心理因素也是導致肥胖的「元凶」之一。這是因為人的下丘腦有調節攝食活動的神經核，它的興奮性較高，進食較多，就容易發胖；相反就不易發胖。

飲酒因素

啤酒含有十四種維生素、十七種胺基酸，啤酒產生的熱量，相當於七、八顆雞蛋的熱量，故有「液體麵包」之稱，多飲就會造成熱量過剩，作為脂肪儲存於皮下。同時，啤酒中的鮮酵母可抑制胃黏膜，促進食慾，使人進食量增加，從而容易引起肥胖。白酒由於含有產熱很高的物質 —— 乙醇，它一方面可以引起脂肪肝，另一方而可影響酶類的活性，間接引起三酸甘油酯增多，再加上飲酒時必然會增加攝取高熱量的菜餚，進一步加重肝臟對能量轉化的障礙，必然也會使大

量皮下脂肪的堆積，從而引起肥胖。

抽菸因素

香菸中含有尼古丁、焦油及其他一些含苯類的有害、有毒物質，煙霧進入胃內，能夠刺激胃腸道的蠕動，使消化功能增加。長時間的煙霧刺激雖能抑制食慾，令人消瘦，但是一旦戒菸，又會使身體發胖。這是因為，一旦停止吸菸，代謝變得緩慢，食物消化也變得緩慢，體重就會增加。

哪些人易患肥胖症？

知道了肥胖的危害，我們要著手預防肥胖，那你知道自己易患肥胖症嗎？根據臨床統計分析，一般來講，下列一些人容易患肥胖症：

一、教育水準較低的人群

你知道嗎？教育水準的高低會明顯影響個體的許多行為和生活方式。在已開發國家，含脂肪豐富的食品價廉，低收人階層攝取量大，因此，正在出現經濟地位越低，肥胖的發生率越高的現象。

二、有不良飲食習慣的人群

如高脂肪、高熱量飲食，過少的食用蔬菜、大麥及粗糧，以及零食、甜食和晚餐進食過多，這些都與單純性肥胖有關。

三、運動量不足

由於運動可使能量消耗增加，降低胰島素的抵抗性，因此運動不足易導致肥胖的發生。

四、生活方式

生活方式不科學也是造成肥胖的一個因素之一。如每日看電視四小時以上的人比每日看電視一小時以下的人，其肥胖傾向大二倍。成

人肥胖還與出生時身高體重及氣候較冷有關。

肥胖症來臨的六大徵兆

我們都不想自己擁有臃腫的身材，那麼如何預防肥胖呢？事實上我們只要善於捕捉肥胖來臨的幾大訊號，相信一定能夠「防胖於未然」，從而擁有玲瓏身材。那麼，肥胖有哪些預兆呢？

一、勞累

和平時相比，最近總是感到疲勞，多活動一會就氣喘吁吁，汗流滿面。如果勞累找不到原因，那麼就很有可能是肥胖逐漸光臨你了。

二、變懶

一向勤快的人變得懶起來，遇到什麼事情都是一副無精打采的樣子，或總是心有餘而力不足的感覺。假如不存在什麼病痛或其他原因，就有可能是肥胖在作怪。

三、貪睡

睡眠特別香，若已經睡上足夠的時間後還想繼續睡，或者哈欠連連，在排除過於疲勞和特殊原因的情況下，當心可能是肥胖將接踵而來的訊號。

四、怕動

經常喜愛運動的人，這一段時間逐漸不愛動了，甚至怕動，一動就感到參加運動是一種負擔，這也是肥胖將要來臨的一種表現。

五、愛吃

如果你胃口大增，不僅愛吃葷菜、油膩食物，而且也喜歡經常吃零食。如果沒有患甲狀腺功能亢進、糖尿病等疾病，使胃口增加的疾病，就預示著肥胖即將到來。

六、喜水

水能妨礙人體內的脂肪燃燒，增加脂肪的儲存，倘若不是糖尿病、尿崩症，也不能排除是肥胖的預兆。

除此之外，初經來得早的女性，往往日後更容易發生肥胖。有關資料顯示，初經早的女性，在過了二十四歲後其體重平均比初經來得晚的女性要重三點七公斤，而到三十歲時則要重五至六公斤。

減肥最要吃的食品

減肥需要節食，但是吃哪些食物好呢？以下這些食物在你減肥的時候，能幫助你減肥呢？

黃瓜

黃瓜是低熱的食物，其膳食纖維柔軟細嫩，能促進腸道中腐敗食物的排泄和降低膽固醇，所含的丙二酸能有效的阻止身體中糖類轉化為脂肪，並能把肥胖者的多餘脂肪消耗掉，故常食能起減肥和預防冠心病的效果。

冬瓜

自古以來被認為是減肥妙品。由於冬瓜能養胃生津，清胃降火，使人飯量減少，從而有助減肥。

韭菜

因其含有纖維較多，故有增進腸蠕動而產生通大便的作用，有利於減肥和清潔腸腔。豆芽：尤以綠豆芽含水分多，脂肪及熱量低，具有減肥功效。

蘿蔔

蘿蔔含有糖化酵素，能分解食物中的澱粉和脂肪成分；所含芥子油能增進胃腸蠕動、膽汁分泌。其所含的膽鹼和促進脂肪代謝的物

質，能降低血中膽固醇，避免脂肪在皮下堆積，因此具有減肥作用。

馬鈴薯

馬鈴薯是一種低脂肪、低熱量、營養全面的食品，專家評估：其五百克馬鈴薯的營養價值相當於一千七百五十克的蘋果；其供熱量，僅相當於大米的 五分之一。美國食品專家曾說：即使每餐只吃全脂牛奶和馬鈴薯，也可以滿足人體所需的全部營養素。

海帶

海帶具有良好的吸水性和膨脹性，給人以飽腹感，同時海帶具有降血脂、抑制膽固醇吸收等作用，是一種減輕體重常用的低熱食物。對於肥胖病有一定的輔助治療作用。其減肥作用主要量使脂肪在人體內的蓄積趨向於皮下和肌肉組織，而不讓脂肪在心臟、血管和腸道上積存。

赤小豆

赤小豆含有結晶性皂素，其澱粉被膳食纖維包裹，以顆粒狀態存在，而脂肪也較其他豆類少，因此有良好的減肥效果。如將赤小豆與冬瓜加在一起煮湯渴，減肥效果更好。

蒟蒻

蒟蒻含有一種其他植物中少有的特殊成分甘露聚糖，它具有高膨脹、高彈性、高薪度的特性。蒟蒻食品不僅能吸收胃酸、降低食慾，而且易產生飽腹感。它還有降低膽固醇、三肽甘油、血糖的特殊功效，因此，是理想的減肥美食品。

地瓜

地瓜是一種蛋白質的混合物，能保持人體動脈血管的彈性，防止脂肪在血管壁上沉積、動脈粥狀硬化的發生。因此，肥胖病人吃地瓜

是有益的。

　　此外，還有不少蔬菜具有減肥、降低膽固醇的作用，如竹筍、山藥、金針菜、馬蘭頭等。

高血壓 —— 健康潛在的紅燈

　　高血壓似乎是中、老年人的常見病，傳統醫學認為，高血壓的引起與「肝陽」、「肝風」有關，屬於中醫臨床「頭痛」、「眩暈」等範疇。頭為諸陽之會，腦為清靈之府，肝脈上絡於腦。因風為陽邪，具有開發、向上的特點，一旦風動陽升，就會出現頭部不適的症狀。

　　高血壓的早期可無明顯的症狀，但是隨著病情發展可出現神經系統功能失調症狀，如頭昏、頭脹、頭痛、失眠、健忘、易怒、注意力不集中等症狀。也可伴有心悸、耳鳴、四肢麻木、頸項強硬等症狀。動脈硬化及動脈粥狀硬化也是常見的高血壓的前兆。後期由於心、腦、腎功能不全，還可出現疲乏、視力模糊等症狀。

　　高血壓的發病原因雖然目前還不太明確，但是可以肯定的是高血壓與以下一些因素有關：

　　一、遺傳因素：父母血壓均正常者，其子女患高血壓的機率明顯低於父母均有高血壓者。

　　二、精神因素：精神長期、高度緊張可促使血壓增高或誘發高血壓的發生。

　　三、飲食因素：食鹽攝取量與高血壓的發生密切相關。高鹽攝人可使血壓升高而低鹽攝取可有效降低血壓。高鈉低鉀攝取與高血壓有關，限制鈉補充鉀可使高血壓患者血壓降低。膳食中鈣不足可使血壓升高。

四、肥胖因素：肥胖尤其是向心性肥胖多見於男性，常伴有高血壓。

高血壓對健康的危害

高血壓是中年人的一種常見病。據臨床統計表明，高血壓的發病年齡以三十至六十歲較多見，然而第一次發現高血壓的年齡高峰為四十至四十九歲。其實追溯高血壓的發病，實際上從兒童以及青年期即已開始，只不過在中年期有比較多的人才被發現和顯露出來。高血壓的發生與遺傳因素有密切關係，原發性高血壓患者中約百分之五十九有家族史，具有先天遺傳素養的人到了中年後，就容易發生高血壓。

高血壓的病理變化，大多數是緩慢的進展，也就是說在早期僅有全身小動脈痙攣，而沒有明顯的器質性改變，但是當血壓增高持續多年後，動脈壁發生營養不良性變化，血管壁內膜纖維增生，引起血管狹窄，才促進了動脈粥狀硬化，進而引起心、腦、腎的病理變化。中年時發現的高血壓大多屬於第二期，許多患者沒有自覺的不適症狀，只是在體檢或者普查時才被發現。故中年人應定期測量血壓。

中年人往往工作繁忙，照顧老小，家事較多，參加體能鍛鍊的機會也較少，加上正處在容易發胖的年齡，因此這時候發現高血壓，如果不重視和採取必要的防治措施，就易於發展為動脈粥狀硬化，甚至有發生心臟增大、冠心病、腦中風等併發症的可能。中年人高血壓處於高血壓發展的重要階段，如果不加以認真的治療，隨著年齡的成長，就很容易發生腦中風、冠心病等併發症的機會就會較多。

反之，如能加以重視，並積極進行治療，不僅可以緩解高血壓理變化的進展，而且還可預防腦中風和冠心病的發生。但是，在現實生

活中，有不少中年人發現自己患有高血壓後，對高血壓對人體的危害認識不足，加上身體又沒有不適症狀，所以往往不予重視，這對預防發生中風或延緩中風的發生，是非常不利的。臨床實驗事實證明，積極採取防治措施者，即使中風，其預後比不採取措施者也要好的多。

哪些人易患高血壓

高血壓是心腦血管疾病的危險因素之一，它能夠導致心、腦、腎等重要臟器的嚴重病變，如中風、心肌梗塞、腎功能衰竭等。根據流行病學統計分析，下列人群屬於高血壓的高發人群：

一、父母患有高血壓者

調查發現，高血壓患者的子女患高血壓的概率明顯高於父母血壓正常的人群。高血壓是基因遺傳，同一個家庭中出現多個高血壓患者不僅是因為他們有相同的生活方式，更重要的是有遺傳基因存在。

二、攝取食鹽較多者

食鹽攝取量多的人容易患高血壓，這是因為高鈉可使血壓升高，低鈉有助於降低血壓，而高鈣和高鉀飲食可降低高血壓的發病率。

三、攝取動物脂肪較多者

動物脂肪含有較多的飽和脂肪酸，飽和脂肪酸對心血管系統是有害的，因此攝食動物脂肪多的人比食用含不飽和脂肪酸多的植物油、魚油的人易患高血壓。

四、長期飲酒者

流行病學調查顯示，飲酒多者高血壓的患病率升高，而且與飲酒量成正比。

五、精神緊張者

高度集中注意力工作的人，長期精神緊張和長期經受雜訊等不良刺激的人易患高血壓。如果這部分人同時缺乏體能鍛鍊，如司機、售票員、會計等更易患高血壓。

六、吸菸、肥胖者

高血壓患者常有頭暈、頭痛、心慌、失眠等症狀，但血壓的高低與症狀的輕重往往並不成正比。

因此，無論有無症狀，人到中年，尤其是上述高血壓的高危險人群均應定期檢測血壓，測量三次非同日血壓，如果收縮壓均一百四十毫米汞柱，及（或）舒張壓小於九十毫米汞柱，就可以診斷為高血壓。早期發現、早期治療高血壓對防止和延緩心、腦、腎等器官損害具有重要意義。

預防高血壓應採取措施

關於高血壓的預防，眾說紛紜，但是總體上採取「預防為主、防治結合」的原則卻是十分必要的。對高血壓的預防保健，主要是要做到以下五個方面：

一、心理上的預防保健

要學會自我心理調適，隨時注意保持一種清靜順和的心態，避免精神上的大起大落，生活要有規律；在治療上，要重視心理治療比藥物治療更重要更有效。

二、攝食低鈉、低脂肪飲食

多年來的研究證明，細胞內的鈉濃度升高，會使小動脈張力增加，引起血管收縮，導致血壓升高，而過多的脂肪攝取後，會增厚血

管壁而引起血壓的變化。所以，高血壓患者要特別控制飲食，尤其是氯化鈉的攝取量，以每日低於九克為宜。

三、嚴禁吸菸

長期吸菸易患高血壓，因為香菸中的尼古丁進入血液後，會使前列腺素幾合成減少，而引起周圍血管收縮，冠狀動脈緊張度增加；長期的累積作用又可損傷血管內膜，導致動脈硬化，加重高血壓情。

四、少量、有規律的飲些紅葡萄酒

傳統觀點認為，任何程度的飲酒對高血壓患者都有害，並戒其飲酒。其實，少量、有規律的飲些紅葡萄酒，能降低腦血管意外及冠心病的發病率，這是由於少量飲酒會使高密度脂蛋白升高，從而可以運載膽固醇到肝臟完成代謝，減少膽固醇在血管內壁的沉積，從而達到抑制動脈硬化的作用。

五、堅持適量體育運動

運動是健身的有效方法，但高血壓患者在鍛鍊時應避免較激烈的活動，多按時進行一些較小強度的活動，如散步、深呼吸、體操、打太極拳，都是適合高血壓患者從事的鍛鍊。適當的體育活動，有助於體內血液氧分的更新，使體內的代謝物質迅速排出體外。但是切忌跑步、打球等劇烈活動。

總之，高血壓雖是一種危害性很大的慢性病，但其危害並不是絕對的，只要方法得當，防治結合，態度積極，相信能夠較好的減少疾病對人體的危害。

按摩防治高血壓

「抹、擦、梳、滾、揉、按」六字按摩法降壓好。如果高血壓

患者在堅持服用降壓藥物的同時採用此種按摩法，可幫助鞏固降壓療效。

抹：就是抹前額。其方法是雙手的食指或中指進行抹。

擦：就是用雙手手掌摩擦頭部的左、右兩側。摩擦時用力不宜過大，以自覺舒適為好。

梳：就是將雙手手指微屈，兩手十指好似虎爪般，先從前額券根開始，一寸一寸向頭頂，再一寸一寸向腦後推著，邊推邊梳，當然也可以左、右兩手互相交替反覆進行推梳五至十分鐘左右。在此基礎上，再進行「滾」、「揉」、「按」三種方法。

滾：就是滾動腰背部。其方法就是先將左、右兩手握拳，拳眼對貼著相對的腰背部左、右兩側用力上下滾動，幅度可以盡量大一些，按摩 三至五分鐘即可。

揉：就是揉動腹部。做法是：兩手重疊，盡量用靠近腹部的一隻手按緊小腹部輕輕揉動。揉動時應順時針方向轉動，約三至十五分鐘。揉腹後一般血壓都會有較大幅度的下降。

按：就是按摩穴位。常用的穴位有肩井穴、內關穴、合谷穴。

糖尿病 —— 這個殺手有點「甜」

糖尿病是一種常見的代謝內分泌疾病。主要是由遺傳和環境等因素相互作用而引發的臨床症候群代謝性疾病，因此它是由人體內胰島素絕對或相對缺乏所致，以高血糖為主要特徵的一種終身性疾病。所以糖尿病一詞是描述一種多病因的代謝疾病，特點是慢性高血糖，伴隨因胰島素分泌或作用缺陷引起的糖、脂肪和蛋白質代謝紊亂。

糖尿病在傳統醫學中屬「消渴」範疇。多因嗜酒厚味，損傷脾

胃，運化失職，釀成內熱，蘊結化燥，消谷耗津，或縱欲傷陰，肝鬱化火，消煉津液，致使肺、胃、腎陰虛燥熱所致。

各種年齡層的人群均可發病，患病高峰期在五十至七十歲，男性略高於女性。糖尿病的主要表現為「三多一少」，即多飲、多食、多尿、消瘦。尿量每晝夜在三千至四千毫升，多者可達一萬毫升以上，或伴隨尿次數增多，每日尿二十餘次者；多飲、多食，一般每日需要五至六次；消瘦，體重明顯減輕，全身軟弱無力，精神不振，頭暈嗜睡，肢痠腰痛，皮膚乾燥和搔癢，月經不調，陽痿等。

糖尿病常有的十大警訊

我們知道糖尿病的早期訊號有很多，那麼很常見的十大訊號你知道嗎？

一、經常口渴：這是糖尿病最先出現的症狀。時常感到口渴，並且在夜裡發生口渴，明顯增多，喝下去還覺得喉嚨發乾，過去不大飲水的人，忽然變有時渴得無法忍受。同時，喝水量比平時總得喝水。

二、小便次數逐漸增多：開始時是夜間尿增多，白天排尿次數也明顯增多，由一次變為二三次，逐步變為白尿量隨之增加，每日能排三千至四千毫升尿。

三、飢餓感：不管吃多少，總覺得餓，並且喜歡吃甜食。

四、身體懶倦，耐力減退：這是由於血液中的葡萄糖雖然增多，但不能供給組織細胞的需要。

五、體重下降或胖人變瘦：得消瘦，體重下降，也是糖尿病的訊號。

六、身上發癢，但是卻沒有發現其他疾病，飲食未減，甚至增加，但卻或反覆發生化膿性皮膚感染，這是糖尿病的特異表現。

七、出現肌肉痙攣,腿肚抽筋。

八、不明原因的視力下降,視物模糊。

九、男子出現陽痿:少數人初起時可能會出現勃起更有力,但不久即發展成陽痿。

十、齒槽溢膿:這是糖尿病患者常見的現象,也是糖尿病的一個重要訊號。

如果你發現以上十項訊號中的三項以上,早日確診,及時治療。就應及時去醫院進行全面檢查,以便早日確診,及時治療。

皮膚上的糖尿病訊號

皮膚覆蓋於人體表面,可以反映出內臟的病變,對於糖尿病患者來說,反映在皮膚上的訊號有:

皮膚紅斑:酷似灼傷性水疱瘡,壁薄,內含透明漿液,疤四周無紅暈,好長於指、趾、手足的背部或底部邊緣,單個或多個出現,數週內可越自癒,但可反覆出現。

皮膚瘙癢:大約百分之七的糖尿病患者可發生全身或局部皮膚乾燥脫屑、劇烈疹癢。女患者以陰道疫癢更為多見。

頸部毛囊炎:後頸枕部出現膿頭癤子樣的炎症,有觸痛,如不及時治療,可以發展為癤子或蜂窩織炎。膿液排出後可自越,但常此起彼落。

出汗異常:多汗(多見於上肢或軀幹)或少汗(多見於下肢或軀幹),甚至有的隱性患者汗液淋漓。

足部壞疽:患者的足部痛,溫覺消失,或是乾燥易裂,並且易發生潰瘍、壞死,難癒合,甚至發生足底穿孔症。

黃色瘤:四肢屈側、臀、頸、膝等處皮膚常常可以見到成群的突

變的黃橙色小結節或小莊疹，周圍繞以紅暈，有疹癢的感覺。

以上症狀是糖尿病的早期訊號，如發現上述症狀其一者，及時到醫院進行血液、尿液檢查，趕緊治療。

來自眼睛的糖尿病訊號

瞳孔變小：糖尿病導致自律神經損害，可影響瞳孔的舒縮功能。糖尿病患者的瞳孔較正常人為小，而在眼底檢查時用擴瞳劑效果不佳，放大瞳孔的能力也較正常人差。

白內障：糖尿病患者血中和眼內房水的葡萄糖水平均升高，眼內糖代謝受到影響，形成一種稱為山梨醇的物質，積聚在晶體內，造成晶體纖維腫脹、渾濁，形成自內障。

近視：糖尿病患者體內大坦的糖和鹽隨尿液排出，加上口渴多飲，血液滲透壓降低，房水的滲透壓也隨之下降，使晶狀體膨脹、變厚變凸，屈光度增加，形成近視。

視力下降：糖尿病患者視神經損害或眼底血管病變，使視網膜組織缺氧而形成微血管瘤或視網膜掙脈擴張、白斑、出血、動脈硬化，甚至發生視網膜剝離，造成視力下降。

生殖系統症狀可自測糖尿病

一、排尿困難：男性糖尿病患者出現排尿困難者為 百分之二十一點七至百分之四十二點三。因此，中老年人若發現排尿困難，除前列腺肥大外，應考慮糖尿病。

二、陽痿：男性糖尿病患者併發陽痿高達 百分之四十至百分之六十，特別是中老年肥胖者更應注意。

三、其他：經常出現不明原因的疲倦感、空腹感、視力減退、性

慾降低、月經紊亂、便祕者，應警惕發生糖尿病。

糖尿病的發病 百分之八十在四十五歲以上。因此，年齡超過四十五歲，應定期檢查血糖、錄糖，若伴有肥胖、高血壓、動脈硬化、高脂血症、冠心病者患糖尿病的可能性更大。

哪些人易患糖尿病

研究發現，糖尿病在發病率大約在百分之六，糖尿病的發病率與病人的家庭、職業、年齡和體重關係十分密切。研究發現，糖尿病最偏愛以下幾種人群：

一、四十歲以上的中老年人

這是因為，正常人的糖耐量隨年齡成長而減退，患糖尿病的危害性隨年齡成長而增大。有資料表明，四十歲以後每增加十歲，患糖尿病的危險提高百分之十；七十歲時，可達成人平均發病率的 三至四倍。

二、肥胖者

研究發現，大約有百分之七十至百分之八十的糖尿病人體重嚴重超標，這就是說體重超標人的糖尿病患病率是非超標人的五倍以上。

三、腦力勞動者

你知道嗎，勞動性質及其強度與糖尿病發生有潛在的關係。據發現，糖尿病的患病率由高向低職業順序變化為：管理階層＞知識分子＞職員＞工人＞農民。

四、有家族病史者

我們都知道，糖尿病是一種遺傳性疾病。有糖尿病家族史者患病率是無糖尿病家族史人的三十至四十倍。患糖尿病以後，如果能夠及

時治療，並且做好自我保健，使血糖控制在理想水準，那麼，患者可以與健康人一樣長壽。

遺憾的是，有的人患病早期沒有任何症狀，因而未加注意，等到症狀出現，往往已經發生併發症，再進行治療早已為時已晚，往往不能獲得滿意療效。

因此，上述受糖尿病偏愛的人群，最好定期去醫院檢測血糖水準，以便及早發現糖尿病，及早治療，把危害降到最低限度。

糖尿病的三級預防

目前尚無治療糖尿病的特效療法，因此加強對糖尿病的預防便顯得特別重要。糖尿病的防治，重在一個「防」字。糖尿病的整個預防過程分為三級。

一級預防：目的是使「易感人群」不發生或少發生糖尿病。主要措施包括：防止和糾正肥胖，熱能和體力活動要相適應，不可過剩，也不可過少；飲食結構合理，多食富含膳食纖維、維生素食物，盡量避免服用對糖代謝不利的藥物，如唑哇類利尿劑，苯妥英鈉、皮質類固醇等。婦女妊娠期間要加強血糖監測，糾正不正常的高血糖。

二級預防：目的是早發現無症狀糖尿病和耐糖量低的人，對人群進行糖尿病的普查，採取積極的防治措施，如飲食療法、體能鍛鍊及藥物治療等。體能鍛鍊是治療早期輕型糖尿病的有效措施，能提高胰島素利用率。體能鍛鍊要因人而異，循序漸進，持之以恆。飲食控制及體能鍛鍊效果不佳者，可加用藥物治療。

三級預防：目的是預防各種急、慢性併發症。常見的急性併發症有低血糖、酮症酸中毒、非酮症高滲性昏迷、感染等；常見的慢性併發症有冠心病、腦供血不足、腦中風、下肢壞疽等。各種急、慢性併

發症的防治，一定要在醫生指導下進行。預防各種併發症關鍵是控制高血糖。目前對較重的糖尿病主要用「強化治療」，即對各種治療措施進行科學合理的計畫搭配，適當加大藥物（胰島素）劑量，以取得快速有效的治療效果。

糖尿病應糾正的心裡盲點

現代醫學研究表明，只要糖尿病患者能保持樂觀的情緒，配合醫生調控好糖代謝，那麼，絕大多數患者可以參加正常工作，並享有和正常人同樣的壽命。但是，糖尿病患者必須糾正以下幾種不良心理：

一、飲食心理：

由於糖尿病患者身體不能充分利用糖，糖從體內排出增多，這種代謝異常，能夠使人產生一種錯誤的資訊，並且會誤認為糖攝取不足，需要進食，因而經常有飢餓感。然而，患者進食後血糖會更高且無法利用，影響全身其他功能，導致病情惡化。因此，糖尿病患者必須嚴格控制飲食，根據實際情況，遵從醫囑，不能想吃就吃，否則只能加重病情。

二、治病心理：

由於糖尿病的發病原因不明，目前也沒有澈底的根治辦法，因此，許多患者失去治療信心，表現為意志消沉，不按時服藥，忽視了治療。患者的這種心理對控制糖尿病極為不利，容易使病情加重。

三、藥物依賴心理：

許多患者認為，糖尿病只能透過胰島素或其他藥物治療。這些患者每日服藥或注射胰島素，但病情控制得並不理想。實際上，糖尿病患者的糖代謝受藥物、飲食、勞動量、情緒等多方面的影響，患者的

血糖不會保持在一個水準上。

如果每日使用同樣的藥量，有可能造成低血糖，或不能使高血糖降至正常。患者學會根據血糖水準、飲食、勞動量來調整藥物劑量，不能一味的過度依賴藥物，應該在醫生的指導下，學會綜合保健措施，達到控制病情的目的。

糖尿病綠色防治八法

當你不小心患了糖尿病，那麼可以嘗試以下一些綠色行為，能夠有效的防治糖尿病呢：

一、用梳子從雙手掌心手腕線拇指與食指交界處各刮疹二十至三十次，每日一至三次。

二、用拇指與食指提捏雙手手背中央的血糖點與手腕線小指側的陽池穴各三至五分鐘，每日一至三次。

三、用橡皮膏在雙手掌心大魚際穴（拇指下面的隆起部位）上各貼一個「+」字形，每日更換一次。

四、用衣刷或牙刷輕輕的刷擦腳底大趾下面的胰臟區（雙腳的兩個半圓形合成一個圓形），每次三至四分鐘，每日一至三次。

五、用橡皮膏在雙腳底從第三趾根部至後跟邊緣豎貼一長條，在湧泉穴、足心、後跟各橫向貼一條，再在第一、四趾上繞貼一圈，每日更換一次。

六、茶葉十克，用冷開水四百毫升浸泡二至五小時，每日三次，各飲用五十毫升。

七、玉米鬚一百克，加水三百毫升，煮沸五分鐘後，加入綠茶一克，每日飲用三次。

八、何首烏、枸杞子各三十克，黃精五十克，浸於米酒一千毫升

中，裝瓶密封七日後，每次飲一至二小杯，三次／日，空腹服用。

冠心病 ── 「非常心跳」玩不起

冠心病多發生在四十歲以後，男性多於女性，腦力勞動者多見。冠心病的發生往往與家族遺傳基因缺陷有關。另外高血壓、高脂血症、吸菸、糖尿病、年齡、超體重等，都是造成冠心病的危險因素。

冠心病，輕者在臨床上沒有任何症狀，只在體檢心電圖時發現。最常見的是心絞痛型冠心病，臨床表現為陣發性的心前區煩悶疼痛，可向左肩臂向後背放射，或胸骨後的燒灼感、刀割感。還有部分也行常表現為心口窩（劍下）疼痛不適，而被以胃病誤治。一般在吞下含硝酸甘油幾分鐘內可緩解。數天或數星期發作一次，也可一日內多次發作。

傳統中醫醫學認為，冠心病屬「厥心痛」、「真心痛」、「胸痹」等範疇，認為是心氣不足，心陽不振，以致心滯、寒凝氣滯、瘀血和痰濁阻礙心脈，從而影響氣血運行所致。

如何早期發現冠心病

冠心病是一種非常的心跳，我們都要盡量避免，那麼當你在日常生活中出現下列現象或是徵兆時，應提高警覺及時就醫，以便早期發現冠心病：

勞累或緊張時突然出現胸骨後或左胸部疼痛，伴有出汗或疼痛放射到肩、手臂或頸部。

體力活動時，有心慌、氣短、疲勞和呼吸困難。

飽餐、寒冷、看驚險電影電視時感到心悸、胸痛。

在公共場所、會場中或上樓、爬山時，比自己以前，特別比別人容易感到胸悶、心悸、呼吸不暢和空氣不夠用。

晚間睡眠枕頭低時感到憋氣，需要高枕臥位；熟睡或惡夢過程中突然驚醒，感到心悸、胸悶、呼吸不暢，需要坐起後才好轉。

性生活時感到心跳、氣急、胸悶或胸痛不適等。

長期發作的左肩痛，經一般治療反覆不癒。

反覆出現脈搏不齊，心動過快或過緩。

排除冠心病猝死的生活方式

臨床研究表明，冠心病、高血壓、動脈硬化等心血管疾病患者，病情突然惡化或發生猝死，大多都有誘發因素。只有排除以下這些不良的導致猝死的生活方式，才能使心臟有規律的跳動。

一、飲食過飽

這就是說，進食過飽一方面會使體內的血液相對集中於胃腸道，使心、腦等重要臟器供血不足；另一方面，因為進食過飽腹壓增高，能夠加重心臟的負擔，從而引起心絞痛發作、心肌梗塞和誘發心源性猝死。

二、情緒激動

如果你經常有情緒暴怒或是過喜，那麼告誡你可要當心了，這些都可以升高血壓或使血壓劇烈波動，從而誘發腦中風或心肌梗塞。

三、運動不當

這就是說，運動量過大或過於激烈的運動，很容易加重病情或導致死亡。尤其是在病情不穩定的情況下參加運動。

四、著涼受寒

寒冷的刺激，能夠容易使人體外周的血管收縮，血壓就會突然上升，從而誘發心絞痛發作、急性心肌梗塞、腦血栓形成而猝死。

五、惡意酗酒

酗酒時，大量乙醇進入體內，會誘發心絞痛的加重，造成血壓的升高，神經調節功能障礙，從而增加心血管病人發生腦中風和猝死的機會。

六、排便用力過猛

通常用力過猛，就使腹壓顯著增高，血壓突然上升，從而引起腦中風、心紋痛、心肌梗塞和誘發心源性猝死。

七、沐浴水溫過高

通常，在溫度過高的浴室裡，尤其是在悶熱的浴室裡洗澡，容易使人心跳加快，血壓波動過大，很容易誘發腦中風和心源性猝死。

八、分娩

對於那些心功能不全的患者，在分娩時由於疲勞過度、用力過猛以及血壓的突然升高，而造成波動，易誘發心源性猝死。

九、性生活

心血管病人在病情穩定的情況下，病情較重或病情不穩，就會猝死。可適當的過性生活，如果是在病中而仍然性生活過頻，用力過猛，均易誘發心絞痛、心肌梗塞和猝死。

十、藥物自救

通常有冠心病的人，都需要服用一些藥物，來保持大便的通暢。這就是說要隨身攜帶裝有硝酸甘油、消心痛、速效救心丸之類的藥

物，在疾病發作之初就可以立即服用，以減輕疾病的嚴重程度。

中年人應特別關愛自己的心臟

　　資料統計表明，中年人在急性心肌梗塞的患者中占了很大的比例，並且這些患者多為男性，且大多無冠心病史。往往第一次發病即表現為急性心肌梗塞。

　　看著這些本屬於「中流砥柱」的年齡，應該在工作職位上大展宏圖的患者，卻不得不躺在病床上接受治療，因此我們不禁要提醒中年人：請一定要愛護你的心臟。

　　事實上，造成中年人心肌梗塞發病率上升的原因是多方面的。隨著生活水準的提高，高脂血症、高血壓及冠心病發病率不僅持續上升，有早發趨勢，從而使得急性心梗發病年齡逐漸提前。中年期也是人生中最勞累的關鍵時期，就事業而言，許多中年人工作繁忙，經常加班，無暇顧及鍛鍊，加之現代社會交際應酬也越來越多，從而常使一些中年人受菸、酒的危害很大。

　　同時，商海浮沉，對金錢利益的患得患失，以及人際關係緊張等，都很容易使人產生壓抑、緊張、焦慮等不良情緒。這些不良情緒的長期刺激，都會使神經體液調節紊亂，從而導致高血壓、冠心病。加上在家庭中，中年人扮演的是「承上啟下」的角色，上有老下有小，也會經常處於疲憊狀態，這些過於勞累會嚴重影響人的健康。

　　此外，中年人認為自己正處於「年富力強」的黃金年代，對自身的健康不夠重視，常常忽視疾病的徵兆，不能做到對疾病的早期發現早期治療。這些都是造成中年人心肌梗塞發生的常見原因。

　　因此中年人在預防冠心病方面，應特別引起警惕，要做到控制飲食，增加體力鍛鍊，戒菸戒酒，避免各種不良的情緒影響，控制體重

等。但是還要注意定期體檢，一旦發現高脂血症、高血壓、冠心病等病情，要積極治療，千萬不要滿不在乎。

來吧，將冠心病拒之「體」外

關於冠心病的預防，我們或許有很多的方法和措施，但是這是給你提供一套綜合的拒絕慣性的生活細則：

一、飲食方面，注意攝取富含維生素的食物，如核桃、豆類、食用菌、玉米、地瓜、香蕉、胡蘿蔔、雞蛋、豬肝等。如果體內攝取的維生素不足，會抑制胺基酸代謝，升高血液中的膽固醇，從而促進冠心病的形成和使病情惡化。

二、要多吃富含維生素 E 和 C 的蔬菜、水果、豆類、花椰菜、芝麻油、花生油等。因為維生素 E 可以促進改善高血壓所致的心臟病症狀，阻止破壞冠狀動脈血管的「禍首」—— 氧化低密度脂蛋白的形成；維生素 C 則能消除動脈血管內膜和組織間的脂肪，避免脂肪沉澱硬化，有利於動脈損傷的修補。

三、將膳食中脂肪獲取的熱能控制在百分之二十五以下，少吃甜食，食鹽量以每日三至五克為宜，戒菸，對酒類刺激食物盡量少食。

四、食物應注意多樣化，飢飽要適中，以七八成飽為宜，粗細糧搭配吃，一份植物油配以〇點七份動物油，三餐應這樣安排：早餐要營養豐富，中餐要吃飽，晚餐要食少、不宜飽食。

五、增加鈣的攝取，對心臟病患者十分有宜。脫脂奶、全奶粉、豆乾、海帶、芝麻醬、蝦皮、髮菜等，含鈣豐富，應經常食用。

六、每週至少吃二次魚類，因魚油中含有有益物質能降低膽固醇，保護心血管免遭侵害，大大降低心臟病患者的死亡率。

七、增加飲食中鎂的攝取，可防治心臟病。海帶、紫菜、芝麻、

大豆、糙米、玉米、小麥、菠菜、胡蘿蔔葉、芥菜、金針菜、黑棗、香蕉、核桃類乾果等均含有豐富的鎂，應時常選食。

八、由於精神緊張、易怒、憂鬱等會增加心臟病發作機會，故平常應作伸展運動，意念放鬆，調勻呼吸，氣入丹田，靜觀默想過去或未來的美好時光，以摒除不良情緒對心臟的損害，至少每天這樣做一小時。

九、參加適當鍛鍊，通常是散步、打太極拳、上下樓梯等。每週三次，每次三十至一百二十分鐘，能明顯減少心臟病發作的危險性。

十、要做好口腔的保健工作。堅持每天飯後三分鐘刷牙，每次進食後用水漱口，以防治口腔和牙齒病。有關專家的研究發現，口腔、牙科疾病患者的心臟病發作機會明顯增多，許多心臟病發作患者都存在口腔和牙齒不衛生狀況。

保護心血管的十三要素

心血管疾病是人類健康的主要殺手之一，而這類疾病的發病率與不良生活方式關係密切。為此，醫學家們提出了保護心血管的十三要素，只要人們認真去做，就可避免或減少患心腦血管病。

這十三要素是：

一、每日堅持有一定量的體育活動，方法得當的鍛鍊是健康長壽的首要因素。

二、鍛鍊時絕對不能使自己口乾舌燥，要及時飲水，千萬不要等到覺得口渴時再飲水。因為那時身體已經部分脫水了。

三、要保證食物的多樣化，每日都要吃新鮮的蔬菜、水果。

四、少吃各種動物脂肪。

五、久坐不動者每日三餐只需一頓吃得豐盛些。

六、每週至少吃二至三次海鮮。因為海產品含有豐富的不飽和脂肪酸，可保護心臟及血管。

七、每週吃紅色肉類（如牛肉、羊肉、豬肉等）不得超過二至三次，儘管紅色肉類是鐵的極好來源，但它們也含有豐富的飽和脂肪酸，多吃則不利於心血管的。

八、盡可能少喝酒，如果不能澈底戒酒，也應竭力節制。

九、增加鈣的攝取，每日至少要喝一杯牛奶，可增加體內鈣的含量。

十、盡量少吃含鈉食物，多吃含鉀食物，使血壓保持在安全範圍之內。

十一、多吃含豐富胡蘿蔔素的食物，如胡蘿蔔、菠菜、花菜、甜瓜等。

十二、使體重保持在與自己的性別、形體、身高相稱的最佳狀態。這樣可以廷緩老化過程，並減輕對骨骼的壓力。

十三、盡可能喝硬水，而不要喝軟水。因為硬水中所含的鎂、鈣、鉀等礦物質種類多，量較大，鈣、鎂、鉀有助於降血壓、保護血管。

高脂血症 ── 血脂異常，身體欠安康

高脂血症是近年來比較流行的富貴病之一，該病常在中老年人群中發生。關於高脂血症的標準，各地區標準不一。極低密度脂蛋白：因此物質以含三酸甘油酯為主，所以如其值升高，說明三肽甘油也高。

低密度脂蛋白：因它以含膽固醇為主，主要代表了膽固醇的量。

高密度脂蛋白：它也含有一定量的膽固醇，但由於該脂蛋白中以蛋白質成分為主，在血中的密度也最大，當它升高時，對減少血液理化性質的穩定有好處。由於血液中的低密度脂蛋白與高密度脂蛋白需要保持一定比例，如高密度脂蛋白高，則低密度脂蛋白相對要少。

影響血脂高低的因素

近年來，心血管系統的某些疾病如冠心病、高血壓、動脈硬化症等有發病率增高、發病年齡下降的趨勢，而高脂血症又是這些疾病的病理基礎和主要易患因素之一，因此預防和治療高脂血症，便是目前最有效的降低心血管疾病的途徑。那麼，哪些因素影響血脂高低呢？

一、年齡

膽固醇一般隨著年齡增加而增高，在中年時期膽固醇的水準達到最高，以後又稍下降。

二、性別

五十歲以前，女性膽固醇濃度較低；五十歲以後，女性膽固醇與男性一樣，甚至比男性還要高一些。妊娠期女性膽固醇可呈暫時性增高。

三、飲食

正常飲食的膽固醇含量不至於引起高脂血症。過多食用脂肪，尤其是膽固醇含量豐富的食物，如動物的腦、肝、腎及蛋黃等，會使血液中膽固醇水準上升，而豆製品、海帶、大蒜和植物油則會使膽固醇的水準下降。值得提醒的是，飲食習慣也會影響膽固醇的水準。雖然早、中餐的脂肪含量對血脂影響不大，但是高脂肪、難消化的晚聚餐使血脂特別是膽固醇上升，並在動脈壁上沉積。假如晚餐過晚，餐後

立即睡覺，對血脂的影響就更明顯。

四、體重

一般來講，體重穩定，膽固醇水準穩定。也就是說，飲食營養過於豐富，熱量過高，會使體重上升，膽固醇的含量也會上升；如果體重下降，膽固醇的含量也會下降。

五、運動

運動可以使膽固醇水準降低，即使飽食脂肪，只要保持足夠的運動量，血液中的膽固醇也不會上升。

六、精神

如果長期精神緊張、焦慮，就會使膽固醇含量上升。

七、吸菸、大量飲咖啡

吸菸和大量喝咖啡，會使血液中的膽固醇上升；飲酒，會使中性脂肪增高，而對血液中的膽固醇含量影響不大；飲茶然對血膽固醇沒有影響，同時還有降低血液中膽固醇的作用。

八、藥物

安妥明、菸鹼酸、雌激素等中藥，均有降低血液中膽固醇的作用；維生素 C 可使動脈壁上的膽固醇轉移到肝，並在肝內分解消除，維生素 C 還可以修補有破損的動脈，使膽固醇無法沉積在動脈上。一般每日服五百毫克的維生素 C，能有效預防動脈硬化。

九、遺傳因素

某些人血脂增高與遺傳因素有一定關係。了解了上述影響血脂增高的因素，就需要以這種積極的態度消除這些易患因素，並定期檢查血脂，以達到預防和治療高脂血症，降低冠心病，動脈硬化等疾病的目的。

哪些人易患高脂血症？

哪些人易患高脂血症呢？你是高脂血症的高危險人群嗎？以下這些資訊可以幫助你解決你的這些疑問：

從性別上看：

男性比女性更容易得高脂血症。而女性一般在停經期容易得高脂血症。

從年齡上看：

年齡在四十歲以後，男人體內的血脂就會越來越高。一旦再有其他的誘因，那麼就很容易得高脂血症。

從職業上看：

腦力勞動者比體力勞動者更容易得高脂血症，其中尤其以男性中年知識分子最為明顯。

從營養學角度來看：

那些長期食用動物性食物，特別是食用飽和脂肪酸過多者，容易得高脂血症。

從體力活動來看：

那些堅持鍛鍊，或是勤奮勞動的人，不易得高脂血症。而那些久不鍛鍊，不常參加運動和體力勞動的人，很容易患高脂血症。

此外，那些長期處於緊張、苦悶、憂傷、吸菸、飲酒過度的人群，以及患有糖尿病、甲狀腺功能減退、皮質醇增多症、中風、肥胖症、口服某種藥物及家族中有高脂血症的人群，也要當心你也很容易患高脂血症。

上述這些人，一定要注意定期檢測血脂，發現異常，在醫生指導下及時服用一些藥物和採取有效措施，從而降低血脂，以預防心血管

併發症的發生。

血液濃稠度增高有哪些早期訊號？

血液濃稠度升高會產生很不好的結果，如果持續處於升高狀態，將很可能誘發心腦血管疾病。最易引醫學專家認為，血濃度並非一成不變，習慣及情志因素等密切相關。

到早期發現、早保健及早治療，它與生活習慣、飲食有密切關係。一般而言，生活中注意自查血勃度的「蛛絲馬跡」，盡量做就可有效的阻止血脂黏稠度升高，維持其正常水準。血液濃稠度升高早期常有以下幾種訊號：

一、晨起頭暈，晚上清醒

這是因為清醒大腦的血液趨於「濃縮」，大腦血流緩慢。血液濃稠度高的人，早晨起床後會感到大腦暈沉的感覺。早餐後因及時補充水分，血液得以「稀釋」，大腦就會逐漸變得清醒。一般來說，晚餐後，人的精神狀態可達到最好。

二、午餐後打瞌睡現象明顯

正常人在午餐後也會有睏倦的感覺，但是血液濃稠度高的人，午餐後馬上就打瞌睡，如果不睡一會，雖然可以忍耐但是一直就會無精打采。如果能夠及時睡上一會兒，會全身不適並且整個下午都無精神狀態可明顯改善。

三、蹲著工作氣喘

一般來說，血液濃稠度較高的人，血液循環有一定的障礙，心臟「泵血」也較吃力。如果蹲下工作，血液循環會更加不暢，會出現明顯的氣短、心累的感覺。特別是那些血液濃稠度高的肥胖者，下蹲都常感到困難，蹲的時間稍長就會覺得非常難受。

四、短暫性視力障礙

通常，有部分中老年人經常發生暫時性的視力模糊現象，尤其是心情不好時，陰雨天或扭動脖頸後，可能還會感到視物不清。這主要是由於血液濃稠度高的人，血液不能充分營養到視網膜的神經，或是由於視神經和視網膜暫時性缺血缺氧，從而導致陣發性視力障礙。

如果生活中不小心發現有以上幾種情況，就需要懷疑是否血液濃稠度高了，需要趕快到醫院抽血檢查確診，以便及時採取相對的措施。

盛夏防止血液濃稠度增高的方式

炎炎夏日，你可曾為了自己的血液濃稠度較高而困惑，別擔心這裡有幾招就可以使你血液濃稠度正常，防止過高：

一、注意飲食

這就是說，盛夏的你，可以選擇日常膳食宜清淡，以素食為主，精粗搭配。根據醫學家的推薦，應多吃那些有助於抑制血小板聚集、防止血栓形成的食物，如黑木耳、青蔥、海帶、山楂、核桃、玉米、芝麻等；具有類似阿司匹林作用的抗凝食物，如番茄、紅葡萄、橘子、生薑等。

二、多飲開水

飲水是十分有必要的，但是要注意時機，早晨起床後、每餐前一小時和就寢前飲水較好。最好每天飲用一千毫升水，且應選用稀釋水。最理想的稀釋水是二十至五十度的白開水或淡茶水，保持體內血液循環順暢。

三、堅持體能鍛鍊

這就需要我們根據每個人的體質狀況，選擇適合的項目，如散步、慢跑、打羽毛球、爬山、游泳、打太極拳等，以促進血液循環及體內脂類的代謝。

四、服用藥物

對於那些有血液濃稠度增高的老年人，應在醫師的指導下，盛夏也堅持選用降脂藥，不可中斷服藥；對懷疑有血液濃稠度增高的人，應定期到醫院去做「血液流變學測定」，以便早發現、早治療。

高脂血症要早防早治

高脂血症在老年人群中極為普遍，並且在中年人群中也有多發的趨勢，它已成為威脅現代社會人們生命的重要因素。正因為此，醫學專家們發出忠告：高脂血症要早防早治。不論原發性或繼發性高脂血症血脂升高，都與動脈粥狀硬化的形成有密切關係，且還是誘髮冠心病的重要危險因素之一。同時，與高血壓、糖尿病、肥胖症的關係也十分密切。

因此，早期發現和積極防治高脂血症十分重要。在高脂血症的防治上，除了傳活方式及環境是值得注意的因素。性別、年齡等不易改變的因素外，飲食因素是首要的，盡量避免食用白糖、果糖和含糖較多的糕點及罐頭等食品；減少動物腦、肝、腎、蟹黃、魚子、蛋黃、皮蛋的攝取量。同時要適量增加豆類食品、大蒜、茄子、香菇、木耳、海帶、洋蔥、山楂、芹菜、冬瓜、粗燕麥、蘋果及含纖維較多的食物。

同時，對於那些療效不佳或已有冠心病和周圍動脈粥狀硬化的病

人，應給予藥物治療。調脂藥物種類很多，可根據血脂異常的類型選用不同的調脂藥物。對高膽固醇血症首選他汀類。他汀類藥不但可以降低膽固醇和低密度脂蛋白膽固醇，而且還可輕度增高高密度脂蛋白膽固醇及輕度降低三酸甘油酯；膽醋隔置劑足量可降膽固醇及低密度脂蛋白膽固醇，效果與他汀類相近，但不易耐受。另外，對於繼發性的，則應注意治療引發高脂血症的原發疾病；停經期婦女除上述藥物外，雌激素替代療法對調整血脂異常也有效。

驗血脂前應注意哪些因素

通常驗血脂也稱為血脂分析，包括膽固醇和甘油三酯，有的將高密度脂蛋白也包括在內。血脂分析在心血管疾病的診斷、有治療和預防中有較大的參考價值。那麼，為了保證化驗值的精確度，在化驗血脂前，患者應注意些什麼呢？

第一，抽血前十二小時內不要進食，三日內不能飲酒、可以避免食物中脂肪和酒精等對三酸甘油酯暫時性的影響。不吃動物肉。

第二，抽血宜取坐位。因為一個人躺臥五分鐘，後可降低 百分之十至百分之十五；如站二十分鐘，膽固醇約降低百分之六。因此要求坐五至十分鐘後方可抽血，且每次抽血姿勢應一致，這樣對化驗結果影響最小。

第三，止血帶結紮時間不宜超過一分鐘。如結紮超過二分鐘，膽固醇可升高百分之二至百分之五；若超過五分鐘，膽固醇可升高 百分之五至百分之十五。

第四，要注意藥物干擾，如治療冠心病藥物，可使膽固醇和三肽甘油降低，維生素 A 及維生素 D 可使膽固醇升高，硝酸甘油、甘露醇可使甘油三酯升高。因此，在抽血前二至三日內，不宜服用

這些藥。

脂肪肝 —— 會使肝臟的負擔過重

正常肝臟的脂肪含量約占肝臟重量的百分之三至百分之五。如果肝內有大量脂肪沉積，肝內脂類含量超過肝臟溼重的 百分之十至百分之十五，或在組織學上肝的脂類含量達到肝重的百分之四十至百分之五十，即為不正常狀態，醫學上稱其脂肪肝。

八大禍首讓肝不堪重負

我們已經知道，脂肪肝是由營養失調、糖尿病、肝炎、代謝和內分泌障礙等因素或疾病引起的甘油三酯在肝內沉積過多所致的一種疾病。那麼你知道使肝臟不堪重負的八大禍首嗎？

營養過剩，也是引起脂肪肝的常見原因。長期高脂肪、高糖飲食，超過身體熱量和代謝的需要，過剩的營養物質便轉化為脂肪儲存起來，形成脂肪肝。

營養不良，如缺少某些蛋白質或維生素，也會引起脂肪肝。

肝炎患者，很容易發生脂肪肝。在肝炎的基礎上，肝臟易發生脂肪沉積，加上某些患者長期高糖高熱量的飲食，就會很容易誘發脂肪肝。

長期酗酒，是引起脂肪肝的常見原因。因為乙醇及其代謝產物會干擾肝細胞對脂肪酸的代謝，從而引起肝內脂肪沉積而造成脂肪肝。飲酒越多，脂肪肝也就越嚴重。乙醇在引起脂肪肝的同時，還可誘發肝纖維化增生，而引起肝硬化。

糖尿病患者也會發生脂肪肝，約有百分之五十的糖尿病患者伴發

脂肪肝,這與糖尿病患者易發生血脂代謝紊亂密切相關。

肥胖病人易發生脂肪肝。輕度脂肪肝浸潤,可見於半數的肥胖病人;在重度肥胖者中,脂肪肝的發病率可高達 百分之六十一至百分之九十四。這是因為,肥胖病人的周圍脂肪組織過多,釋出的未酯化的脂肪酸增加,與脂肪肝有直接關係,肝內脂肪的堆積與體重的過重成正比。此外,肥胖病人常用低蛋白和高碳水化合物的食物,食譜中蛋白質一熱量的失衡,也可能是另一個原因。肥胖者體重得到控制後,其肝脂肪浸潤亦減少或消失。反之,體重繼續增加,則脂肪肝亦加重。

接受大劑量皮質激素治療的病人,幾週後便可見脂肪肝發生。藥物或毒物可致脂肪肝,常用的藥物四環黴素,靜脈投藥劑量超過每日 2 克時,即可發生脂肪肝。其他藥物或毒物如環己胺、蓖麻鹼、吐根鹼、砷、鉛、銀、汞等,均透過抑制蛋白質的合成會導致脂肪肝的形成。反覆大量應用巴比妥後,肝內合成甘油三酯也增多,也會導致脂肪肝。

此外活動過少、重度貧血,亦可能引起脂肪肝。

可防脂肪肝的食物

玉米含豐富的鈣、硒、卵磷脂、維生素 E 等,具有降低血清膽固醇的作用。

海帶含豐富的牛磺酸,可降低血及膽汁中的膽固醇;食物纖維褐藻酸,可以抑制膽固醇的吸收,促進其排泄。

大蒜含硫化物的混合物,可減少血中膽固醇,阻止血栓形成,有助於增加高密度脂蛋白含量。

蘋果含有豐富的鉀,可排出體內多餘的鉀鹽,維持正常的血壓。

　　牛奶因含有較多的鈣質，能抑制人體膽固醇合成酶的活性。可減少人體內膽固醇的吸收。

　　洋蔥所含的烯丙二硫化物和硫胺基酸，不僅具有殺菌功能，還可降低人體血酯，防止動脈硬化；可啟動纖維蛋白的活性成分，能有效的防止血管內血栓的形成；前列腺素 A 對人體也有較好的降壓作用。

預防脂肪肝的最佳方法

　　脂肪肝的危害不容置疑，因此全面防護脂肪肝便成為很重要的問題。由於脂肪肝的發生主要與肥胖、糖尿病、嗜酒等多種因素有關，因此必須採取綜合的社會性預防措施才能收到較好的效果。根據脂肪肝的流行因素，可以採取以下相對的防治措施。

一、糾正不良的飲食習慣並戒酒

　　這就要求我們在一日三餐方面，保證定時定量，早餐要吃飽、中餐要吃好、晚餐大半飽，避免過量攝食、少吃零食、尤其是甜性零食，少吃宵夜等不良習慣，以免擾亂代謝功能，誘發肥胖、糖尿病和脂肪肝的發生。對常年嗜酒者來說，澈底戒酒是預防酒精性肝病的唯一有效方法，而一切其他所謂的措施均為緣木求魚。

二、採用科學合理的飲食制度

　　我們都知道，合理的飲食是預防和治療脂肪肝的關鍵。因此我們應控制高脂肪、高糖飲食，戒酒或少飲酒，少吃油炸食物、動物內臟、蛋黃等，多吃新鮮蔬菜、豆腐、瘦肉、魚、蝦等，多吃水果。在採取合理飲食的同時，也需要控制體重，增加體力活動。

　　調整膳食結構，堅持以植物性食物為主，動物性食物為輔，能量來源以糧食為主的傳統方案，以防止西方社會「高能量、高脂肪、高

蛋白質、低膳食纖維」膳食結構的缺陷，從而防止熱量過剩，預防肥胖病、糖尿病、高脂血症和脂肪肝的發生。

三、中等運動量的體育運動或鍛鍊

很顯然，人體對於多餘熱量的利用，除了轉化為脂肪儲存外，主要透過體力活動消耗掉。在肥胖病的形成原因中，活動過少比攝食過多更為重要。所以，為了健康的需要，應根據自身情況，堅持參加中等運動量的鍛鍊，並持之以恆。避免養成久坐少動的習慣。

四、慎重選擇用藥，防止藥物性肝病

藥物都具有兩面性。那就是有治療疾病的一面，也有產生不良反應的有害一面。肝臟是藥物代謝的主要場所，用藥不當極易產生藥物性肝病。故嚴格掌握用藥指徵，合理調整藥物劑量和療程，避免長期應用四環黴素、糖皮質激素、合成雌激素及某些降血脂藥物，以防藥物性脂肪肝。

五、定期體檢，有效的控制病情

對於那些患有肥胖症、糖尿病、高脂血症和脂肪肝家族史的個體，應有自我保健意識，定期查體，以早期發現肥胖症、糖尿病等疾病，阻止病情的進一步發展。

六、心情要開朗，不暴怒，少生氣，注意有勞有逸

綜上言之，當前應開展預防為主的人群防治工作，增強群眾自我保健意識，做到全民預防，未病先防，已病早治，以有效控制肥胖病、糖尿病等疾病及其併發症脂肪肝的流行。

膽結石 ── 偏愛女性的生活病

膽結石是由膽汁內礦物質等雜質沉澱形成的小固態物沉積於膽囊、肝內和肝外膽管中而造成。往往導致膽管的某一部分阻塞而引起疼痛。造成膽結石的原因，是因為食物中脂肪含量過高，結果導致肝臟分泌的膽固醇分泌的量超過了膽汁酸所能夠溶解的量。

膽結石在傳統醫學中屬「脅痛」、「結胸」、「黃疸」等範疇。膽結石患者中，女性明顯多於男性，常見於四十歲以上的肥胖者。

挖掘膽結石的病因

防病於未然是我們養生保健的關鍵因素，但是如何防病卻沒有一個統一概論，但是歸結到一點，就是知病才能防病。事實上的確是這樣，那麼膽結石有哪些發病因素呢？

一、不吃早餐

不吃早餐，這種情況容易使人體從午夜後至中午前長時間處於空腹狀態。這樣體內膽汁分泌減少，膽酸含量減少，而膽汁中膽固醇的含量不變，使膽汁中膽固醇處於飽和狀態，從而易使膽固醇在膽囊內沉積。長此以往，就很容易形成膽固醇結石。

二、不潔飲食

有關調查發現，膽結石高發區的患者，百分之七十是以蛔蟲殘體為核心。國外有學者也發現，大約有百分之五十的膽紅素鈣結石是以蛔蟲卵為核心。導致這類膽結石發生的原因之一是飲食不乾淨，從而將蟲卵食入而患蛔蟲症，蛔蟲逆行進入膽道產卵或死亡，這些都是形成結石的原因。

三、過度節食

過度節食方式減肥者，在體重下降的四個月內約三分之一的人會患結石。這是因為，減肥過程會引起膽汁中的膽固醇呈高飽和狀態而形成膽固醇結石，或是快速減肥導致膽汁鬱結及糖蛋白增加，從而就促進膽固醇結石核心的形成。

四、喜食油膩

長期過多攝取動物脂肪就很容易使膽汁中膽固醇增多，成為膽結石核心，尤其是那些五十歲以下的人這種可能性更大。

五、酗酒和嗜吃甜食

有學者研究發現，百分之九十的膽結石患者都有吃甜食的嗜好。過量的糖分會增進胰島素的分泌，造成膽汁、膽固醇、卵磷脂比例嚴重失調，從而導致膽結石的形成。同時經常大量飲酒也可增加膽結石發生的機會。此外，不良飲食結構如長期進食精製碳水化合物，也可增加膽汁中膽固醇的沉積，從而使形成膽結石的機會增加。

這就是說，防止膽結石的發生，除了積極預防腸蛔蟲症，預防腸道感染，加強體質鍛鍊等外，還應養成良好的飲食習慣，限制食物脂肪和糖類的過多攝取，飲食不要過精。注意飲食衛生，避免過多飲用高濃度酒，合理的安排好一日三餐，注意改善和保證吃好早餐，節食減肥不可盲目和操之過急。

超音波不能發現哪些膽結石

超音波同其他先進醫療儀器一樣，在診斷疾病上雖「功效卓著」，但並非十全葡美。受外在和內在因素的影響，常有「美中不足」。致使一些膽囊、膽道結石不能及時發現。超音波不能發現的膽

結石及其原因是：

一、病人隱瞞進食情況。按常規要求，超音波檢查肝和膽囊時，必須禁食八小時以上。但有些病人用餐後（尤其是油膩食物如油條、肥肉、炒雞蛋等）沒有說明就進行檢查，由於膽囊強烈收縮，膽汁排空而不顯示結石。

二、過度肥胖者，脂肪過多的吸收超音波能量，或者病人腹脹明顯，腸道內有大從氣體積存，在超音波圖片上氣體的回聲遮蓋了肝臟和膽囊，使它們不能顯示，因此，不易發現膽道和膽囊的結石。

三、老年人由於生理性膽囊萎縮或其他年齡組的患者病理性膽囊萎縮，使膽囊在超音波上輪廓不清，即使膽囊內有結石（尤其是泥沙結石）也不易辨認。

四、極少一部分人有膽囊位置畸形（如高位膽囊、後位膽囊），即使在檢查過程中不斷變化體位，也探及不到膽囊，更談不上發現結石。

五、長期有膽囊炎或膽管炎的病人，由於炎症不斷刺激，膽囊和膽管壁都不同程度增厚，在 超音波圖像上與結石的回聲重疊，容易混淆，所以也難於發現結石。

膽結石的綜合預防

一、堅持鍛鍊。規律而持久的體能鍛鍊，不但能夠增強身體的抵抗力和減肥防胖，還能增進內臟器官的功能，隔肌和腹肌運動對膽囊炎起一種按摩的作用，防止膽汁淤滯等現象。

要經常做一些體力活動，改變靜坐生活方式，多走動，多運動，使全身代謝活躍起來。特別是腦力勞動和上班老是坐著不動的中年人，更要有意識的多做體力勞動，防止過度的肥胖，因為肥胖是膽囊

炎或膽結石的重要誘因。可選擇做操、跑步、散步、太極拳、氣功等鍛鍊方式。提倡腹式呼吸，能對膽胰腸胃達到有規律的「按摩」作用，使肝膽疏泄流暢。

二、講究衛生。防止腸道蛔蟲感染，對已經感染者要積極治療。

要講究飲食衛生，多飲水，切忌暴飲暴食，適當節制脂肪食物。因為吃帶脂肪的食物以後，會反射性的使膽囊收縮，一旦收縮過於強烈便導致膽絞痛的急性發作。

三、飲食有節。就是指進食的質和量要適應自己的身體和年齡特點。切忌過飽、葷素菜搭配、粗細糧混吃、少吃高膽固醇的食物、多吃含維生素的蔬菜水果。

飲食宜多攝取高碳水化合物、低脂、多維生素的清淡易消化食物，多吃蘿蔔、青菜、豆類等副食，多食新鮮水果，應戒酒，不吃生冷不潔食物。

四、食物以清淡為宜，少吃油膩、油炸、燒烤食物。

五、保持大便通暢。當出現便祕時，病症會加重。

六、秋涼以後要注意保暖，尤其是睡覺時要蓋好被子，防止腹部著涼。因為肚子受涼以後會刺激迷走神經，使膽囊收縮強烈。

七、保持心情愉快。情志失調，肝膽失於疏泄可導致膽汁排泄受阻而發病。長期家庭不和睦、心情不暢的人可引發或加重此病，故要做到心胸寬闊，心情舒暢。

八、膽囊炎、膽結石的主要病因與腸道寄生蟲病及腸道感染有關。防治這兩類疾病可明顯降低本病的發病率。已經證明有膽結石或者腸寄生蟲病的人，要及時治療，避免引起膽囊發炎。

九、預防性服藥。對有慢性膽囊炎、膽汁淤滯症的人，要遵醫

囑長期服用消炎、利膽、舒肝的中、西藥物，從而防止結石的形成。對曾患膽結石已經治療後排出體外者，可每隔一至二個月服用金錢草三十克，滑石（包）三十克，水煎服。每日一劑，連服一週。

骨質疏鬆症 —— 多種方法來壯骨

首先，要多晒太陽，尤其是冬季更應注意。透過紫外線的照射，促使皮膚合成維生素 D，有助於鈣的吸收。

其次，要注意防止各種意外傷害，尤其是防止跌倒。跌倒是中老年人引起骨質疏鬆性骨折的主要相關性原因。因此應改善生活方式，盡可能減少意外發生，對可能引起跌倒的疾病及傷殘要進行有效治療，盡可能減少或避免合併使用一些增加跌倒傾向的藥物。老年病人使用髖部防護套是一項簡單而實用的方法，可預防髖部骨折。透過這種方法，大大避免了髖部股骨頸骨折。丹麥的臨床應用表明，凡使用防護套的患者無一例發生髖部骨折。在家庭範圍內側應更為注意，防止在危險地帶（如洗浴室及廁所）及危險季節（冬季）發生髖部股骨頸骨折。

定期檢查也是預防骨質疏鬆症的方法。骨密度對於五十歲以上的婦女和六十歲以上的男性，應列為高危險人群進行管理，應檢測骨密度。一旦骨密度不合骨質標準，則應立即引起重視，接受治療。適當的進行運動也可以防治骨質疏鬆症。運動可推遲骨老化，平時注意到戶外活動，接受充足的陽光照射；要做有規律的運動，增加骨的機械負荷，如快步行走、太極拳、劍術等，都可使骨骼血液循環旺盛，促進新陳代謝，使構成骨的蛋白質、鈣、磷等得到充分吸收和利用，對預防骨質疏鬆有益。

　　補充鈣劑是最直接有效的補鈣方法。因骨質的堅硬程度主要取決於骨鈣的含量，人體中的鈣百分之九十九都分布在骨骼內，若鈣質缺乏，就會導致骨質疏鬆。每人每天補鈣六百至一千毫克，可口服碳酸鈣、乳酸鈣、葡萄糖酸鈣等。

　　此外，也可以透過藥物治療來治癒骨質疏鬆症。如透過降鈣素、雙磷酸鹽、雌激素及其他藥物，如氟化鈉、同化類激素、生長激素和胰島素樣生長因數、黃酮類、甲狀旁腺素相關肽、鋰鹽等藥物的作用。

更年期症候群 ——「半邊天」的中年困擾

　　更年期是指四十五至五十五歲的婦女由生育期過渡到老年期的一個必經的生命階段，它包括停經前期、停經期和停經後期。停經前期臨床表現為月經週期不規則，出現各種神、精神官能症狀；停經期月經完全停止，持續時間應在一年以上，精神、精神官能症狀持續存在；停經後期，除精神、精神官能症狀外，還出現因雌激素缺乏和年老所引起的各種器官系統的症狀。症狀持續時間一般為二至五年，甚或更長時間，個體差異很大。

　　其根原因是由於卵巢功能衰退而導致下丘腦—垂體—卵巢軸內分泌功能紊亂，出現雌孕激素明顯降低，而促性腺激素明顯升高所致。另外還與社會、文化因素和婦女自身個性等因素有關。所以更年期症候群是由內分泌、社會文化及精神三種因素互相作用的結果。中醫學稱之為「停經前後諸症」。

女性更年期的預測指標

我們很容易談更年期色變，那麼更年期來臨之前，有哪些預測更年期什麼時候降臨的指標呢？一般來講，女性更年期的先兆或早期症狀比較明顯，可透過下述指標預測更年期。

一、更年期的先兆

婦女進入更年期之前一般都有某些症狀。如患者感到胸部、頸部及臉部突然有一陣熱浪向上擴展的感覺，同時上述部位的皮膚發紅，並往往伴有出汗。同時還有平時月經較準，經前也無特殊不適，而突然在某次月經前發生乳房脹痛、情緒不穩定、失眠多夢、頭痛、腹脹、肢體浮腫等經前期緊張症候群。此外，還可以出現煩躁、焦慮、多疑等情緒精神方面的改變以上這些都是步入更年期的先兆。

二、從初經年齡預測更年期年齡

據觀察，初經年齡與更年期年齡是負相關，也就是說初經年齡越早，更年期（停經）年齡也越晚；相反，初經年齡越晚，更年期年齡則越早。

三、透過家族遺傳進行預測

因為進入更年期的年齡與遺傳因素有一定關係，所以，祖母、母親、同胞姐姐出現更年期的年齡可以作為孫女、女兒、妹妹進入更年期年齡的預測指標。但是這個指標並不是絕對的，易受後天生活條件、環境、氣候、社會因素、藥物、疾病等因素的影響，使更年期提前或推遲。

四、月經紊亂現象

通常，月經紊亂為最終停經前的月經表現形式。月經改變的表現

大致分為三種類型：一是月經間隔時間長，行經時間短，經量減少，然後慢慢停經；二是月經不規則，有人行經時間長，經量多，甚至表現為陰道大出血；也有人表現為淋漓不斷，然後逐漸減少直至停經；三是突然停經。停經是進入更年期的重要指標之一。

女性朋友們，透過以上預測方法和自己身心的具體感受，這樣很容易推測知道自己是否已進入了更年期哦。

當心更年期帶來「更年心」

好多女性一提到更年期就會搖頭歎息，那麼你們提到「更年心」呢，會作何感想和感歎呢？

「更年心」是更年期症候群的一種特殊類型，它主要是以心血管系統的症狀為主的一種更年期症候群。我們知道，女人在五十歲前後，男人在六十歲左右，由於體內激素，尤其是性激素的紊亂，身體或心理會出現一系列的症狀，這種現象被稱為「更年期症候群」。但是每個人所表現出的症狀各有不同，有的以心煩、焦慮、失眠、多夢、激動易怒等神經系統的症狀為主，類似神經官能症；而有的以潮熱、多汗、皮膚發紅、胃腸功能紊亂為主要表現，屬於植物神經功能紊亂型還有些人則是以心血管系統的症狀為主要表現故被稱為「更年心」。

原來「更年心」是這樣的，那麼「更年心」有什麼特點呢？「更年心」的特點是：

一、發生在更年期，而以往沒有心臟病的歷史。女性多於男性，女性多在停經前就開始出現症狀，經絕後一至二年是症狀高峰期，表現嚴重，其後可逐漸減輕。

二、「更年心」主要是由於心血管運動神經失調所致，並非
　　是器質性病變的結果，因此，病人的主觀感覺多，症狀
　　多，客觀檢查卻找不出什麼毛病，就是一些特殊檢查，
　　也很難找到異常，所以常被說成是「神經官能症」。

三、病人的主要症狀是心悸，就自覺心跳發慌，呈歎氣樣呼
　　吸，心前區疼痛，但不像心絞痛那麼嚴重，只有很少的
　　人伴有高血壓。

四、常伴有情緒焦躁、潮熱、皮膚發紅、多汗、失眠等更年
　　期的某些症狀。

五、無論從病史和各種檢查中都找不出其他器質性心臟病
　　的證據。

　　一般來講，女性停經的平均年齡為四十七歲，停經前後生理或心理上會發生一系列特別的變化。導致生理變化的主要是卵巢的逐漸衰老，功能退化，特別是雌激素分泌功能退化，體內雌激素水準明顯減低，導致停經和生殖器官、乳房的萎縮。

　　這些改變可使半數左右的婦女出現不同程度的生理上的不適：一部分婦女出現情緒低落、煩躁、易怒、緊張、焦慮、坐立不安、精力不集中以及失眠等心理症狀：大約百分之十女性有明顯的憂鬱表現，而輕度憂鬱心境者比較多。

自我減壓安度更年期

　　更年期是很多女性朋友一生中的多事之秋，因此強調更年期心理健康將直接關係到女性的身心健康。因此對於安度女性的更年期，需

要了解以下一些東西：

一、科學普及更年期有關知識

這些關於女性的生理變化和生理心理衛生知識，讓婦女了解更年期是一生中必不可少的生理過程。但是卻不主張對更年期症候群，憂鬱症過度渲染，甚至作誇大宣傳。現在多數女性都知道更年期是個難關，她們早就對更年期症候群、憂鬱症產生了恐懼心理，因此不宜大肆宣揚。

據調查：有不少三十幾歲的婦女只要身體或是心理有些不適，就牽強附會的給自己下結論：「更年期症候群（憂鬱症）的每一條症狀我好像都具有，完全符合診斷標準。」四十歲以後的女性更容易草木皆兵，一有徵兆，馬上就會自我診斷⋯⋯

因此，醫學科普知識的宣傳從某種意義上將，會達到一定的負面效應，尤對那些個性膽小、敏感、多疑、過度注意自己的女性，他們常容易受宣傳材料的誘導，擴大自己的「病態感覺」，深信自己有病，從而產生心理症狀。更年期症候群、憂鬱症知識應當讓中年婦女掌握，但是普及宣傳要掌握分寸。

二、消除對更年期的誤解

一般來說，女性妊娠分娩也是一個生理過程，分娩同時還是女性體驗快感的過程，可是當大家都認為分娩是一種痛苦的時候，自然也就開始懼怕分娩，於是無痛分娩越來越多，產婦更不輕易在分娩中去體驗快感了。事實上，停經也一樣都是一種生理過程，但是當人們普遍在談論更年期症候群、憂鬱症等問題時，好多女性雖然還沒真正進入更年期，就已經在提前品嘗更年期的痛苦了。這就是為什麼有人把更年期的症狀歸咎於社會文化因素的原因。於是就產生了眾人都這麼

認為，大家都這樣感受，我也無以例外。如果你能盡力去恢復廬山真面目——肯定更年期的生理本質，那麼實際上的更年期苦難自然就消失了。

事實上，停經只是女性體內生理的改變，身體會作出調整，雖然會有些不適，也無須大驚小怪，畢竟大多數人僅有輕微的症狀。再說更年期也並不是長期存在糾纏不休的，真正停經之後，女性將會進入一個生理心理狀態相對平衡的時期。因此一定要堅信更年期是一個生理過程，也從此消除對更年期的種種誤解，以此來平靜而又愉快的心情迎接更年期的到來。

三、要對現代醫學建立信心

當今社會，治療和處理更年期不適、或更年期症候群，真是易如反掌，即使更年期憂鬱症的治療也十分同意。傳統中醫中藥治療更年期症候群也已經有幾千年的經驗，「更年安」或「更年康」等科學中藥的廣泛使用和可靠療效，更說明了更年期不可怕。

並且醫學研究認為，人工補充雌激素以恢復體內雌激素平衡，可減輕或治癒更年期症狀，如內熱感、大汗、手足僵冷、骨質疏鬆等病症，同時可以緩解緊張焦慮、煩躁、易怒、憂鬱等心理症狀。

因此，要對現代醫學建立信心，就可減少對更年期症候群（或憂鬱症）的擔心和懼怕，增強了戰勝的信心，消除緊張情緒，減少心理壓力，也是應對更年期的一種方法。

四、加強更年期女性的性保健

我們知道，人類的性需求與體內性激素水準是分離的，但由於更年期雌激素水準降低，外陰和陰道功能的逐漸減退，如發生外陰乾燥、陰道黏膜變薄、分泌物減少等，可能會導致性生活困難或疼痛而

影響性慾，從而使性撫愛的要求減少，性興奮的強度下降和時間減慢等。

但是值得一提的是，和諧的性生活又是更年期女性所必需的，它不僅能緩解衰老、改善神經精神症狀，並且可增強女性的自信，克服「生育力喪失會伴隨性慾消失」和「老夫老妻性生活不必要了」等錯誤論點，很有可能重新喚起對性的渴求，對生活的希望。

因此，建議夫妻都要學些性科學知識，接受性教育，根據夫妻夫妻具體情況採取一些必要的措施，不斷探討性生活的技巧，要重視非性交的性行為的應用，提高雙方對性的欲念，從而獲得更多、更好的性樂的滿足。

五、追求快樂

這就是說，更年期女性在大膽追求性愛的同時，還要大膽的追求情愛，從而不斷深化愛情。我們常說「少年來夫妻老來伴」，年長以後夫妻愛情更側重於感情的深化。一對夫妻相依相伴，共同品嘗幸福，經受磨難，同舟共濟，才能使愛情永恆，還要追求家庭和睦，親人摯愛，才能盡享天倫之樂。

因此，更年期的女性，以自己習慣的方式享受生活吧，愛聽的多聽，愛看的多看，愛吃的多吃，愛玩的多玩等。努力工作盡可能完成自己未做完的事情，更年期是女人最成熟的時期，要好好投入事業，實現自我價值，做心理上最健康的人。這樣即使在更年期可能會有些「痛苦」，然而在小小的痛苦中求得快樂，卻是更痛快、更愜意的事情了。

尋醫問藥，來信必答

問：楊教授，您好！

作為一個男人，我需要努力工作養家糊口，工作壓力很大，工作忙的時候都顧不上吃飯，忙完了往哪一躺都就睡著了。現在不知不覺我也到了中年，感覺這胃越來越不好了，經常感覺胃酸，胃痛。一直這樣下去是不是會引起胃癌什麼很嚴重的病？我應該怎麼防治呢？

答：你好！

一般來說，生活水準高、體力消耗少、心理壓力大的中年男性患胃潰瘍的機率會比較高。對待胃潰瘍，你要保持警惕，同時要把握好應對的原則和尺度。有症狀的話就要到醫院檢查，已經明確患有胃潰瘍的，除了按照醫囑進行藥物治療外，還要注意進行生活上的保健治療：

一、生活要有規律，睡眠要充足，注意有勞有逸，避免過度勞累。

二、進餐一定要按時，切不可因為事情繁忙而隨便餓肚子，辛辣、過鹹的食物以及濃茶、咖啡等都不宜多進。不要貪戀菸酒，能戒掉更好。少吃大魚大肉等酸性食品，以免體內酸性物質積聚，進而造成胃酸過多。

三、在季節交替或氣溫變化時，注意胃部保暖，因為寒冷可以誘發或加重胃病。

四、多參加運動，有利於改善胃腸血液循環，減少脂肪堆積和胃酸分泌，減少胃病發病的機率。

五、盡量保持愉快的心情，如遇到令人緊張或焦慮的事件，要盡快透過和他人溝通或轉移注意力等方法消除不安情緒。

問：楊力老師，您好！一直讀您的書，我覺得您的養生觀念和養生方法都很有用。我父親在去年年底開始出現了一些腦筋不清楚的症

狀，帶他去醫院看過了，醫生說是有些老年痴呆症的早期症狀。我的父親才七十多歲，身體整體狀況還算硬朗。我想問問您，有什麼辦法能養護大腦，防止他的症狀更嚴重呢？謝謝您！您的讀者：蘇宏

答：蘇宏你好！感謝你的來信。

俗話說，大腦越用越靈光。所以我們要不斷的使用它，鍛鍊它，才能使它更健康。你可以給你的父親做一些手足健腦功。手與腦以及足與腦之間有著緊密的聯繫。我們知道如果人體的大腦出問題了，首先往往就反映在手腳上，如手抖，手麻，走起路來搖搖晃晃。頭為諸陽之首，與四肢末的關係是極其重要的。四肢透過經絡與腦有密切聯繫，如手三陽經從手走頭，足三陽經從頭走足，手、足分別為手三陽經及足三陽經經氣的發源地，故手心的勞宮穴及足心的湧泉穴都有經絡直通於腦。這就是手足健腦功的理論基礎。

手上有六根經絡，進行手指運動時十指交叉，叩擊膻中穴，因為膻中穴和心臟有關；之後再把雙手高舉，叩擊百會穴。我們還可以把手放在左右兩邊進行經絡按摩，按摩的主要穴位是頭頂的百會穴，厚薄自髮際處的風池穴，以及旁邊一點五寸處的風府穴。同時，我們還可以半握拳叩擊後腦，因為後腦裡面有元腦，是神經中樞，叩擊它的目的就是促進血液循環。

同時還要用手指按摩頸部動脈，尤其是五十多歲以上的人更要注意，脖子下邊的兩個頸部動脈直接聯通大腦的血管，為大腦提供營養，一旦它們堵住了就會形成斑塊。按摩的作用就是為了疏通血管，防止斑塊的形成。

腳是人的第二大腦，腳養生同樣不能忽視。腳和手一樣同樣存在六條經絡，三條陰經是從頭走足，直接聯繫著足太陰脾經、足厥陰

肝經、足陽明胃經其經血是直接和大腦相通的，因此養腦就要注意雙腳的運動。因此你可以幫你的父親多做一些腳趾頭活動，如腳趾頭伸縮，轉動腳踝，讓他用腳尖、腳跟走路、走石子路或者給他泡腳都很好的。

除了注重養腦方法外，飲食養腦也必不可少。如核桃、榛果、板栗、黑棗、葵花子、花生、黑芝麻、魚等等都具有補腦的作用，可以常常食用。

經絡養生，用按摩來留住健康

　　經絡學說是醫學的基礎理論之一，是先人們在長期的臨床實踐中，逐漸總結、累積、歸納而成的系統理論，對指導臨床工作具有重要的意義。經，有路的意思；絡，有網路的意思。經絡是人體運行氣血，聯絡臟腑肢節，溝通上下內外的通道，在人體內縱橫交錯，網路全身，無處不至。

　　經絡按摩是一種在人的體表進行適當運動的一種保健方法。主要是透過對身體穴位刺激，促進整體新陳代謝，從而調整人體各部分功能的協調統一，保持身體陰陽相對平衡，以增強身體的自然抗病能力。

　　經絡按摩的施術手法頗多，動作輕柔，運用靈活，便於操作，適用範圍甚廣，不論男女老幼、體質強弱、有無病症，均可採用不同的施術手法，進行經絡按摩。臨床事實證明，經絡按摩具有抗炎、退熱、提高免疫力的作用。現在經絡按摩已經走進了千家萬戶，成為人們日常生活內容和健康的需求。

按摩是疏通經絡的重要手段

按摩是醫學上傳統的治療方法。它是用人體的手、肘、腳或器械在人的身體上一定的穴位或部位上進行推、按、捏、揉、拿等的動作，以外部的適度刺激來達到健身治病的目的。

按摩分為被動按摩和主動按摩兩種。醫生給患者按摩叫被動按摩，自我按摩叫主動按摩。後者方法比較簡便，主要用於預防和強身。當我們的身體某個部位感覺不適的時候，為了減輕因外傷或外部刺激而引起的劇烈疼痛，我們總是會有意識的用手撫摸或壓迫痛處，而這些部位往往經過撫摸後，就會感覺疼痛得到了緩解或消失。隨後由本能的自衛行為，到自覺的實踐、探索，經驗累積，成為了現在的按摩療法的專門學科。可以說，按摩是在實踐的基礎上逐步發展起來的。

在《素問・調經論》中記載到：「神不足者，視其虛弱，按而致之」。說明按摩有疏通氣血，補虛扶正的作用。醫學界發展的按摩從理論上多與人體臟腑組織、經絡俞穴等相聯繫，重視對腎俞、命門、夾脊、湧泉等穴按摩，具體分為治病按摩，即被動按摩與保健按摩，即主動按摩兩類。按摩能達到如此多良好的作用，對病人來說，按摩既可使腫脹、疼痛的局部症狀消退，又可加速恢復患部的功能，使全身狀況得到改善，從而收到良好的治療效果；對正常人來說，則能增強人體的自然抗病能力，取得良好的保健效果。

不同按摩手法作用各異

一、振法

振法因其具有振動幅度小、振動頻率高的特點，常被用來治療內科和婦科疾病。使用振法時，應以指或掌按壓於人體一定的部位或穴位上，手部肌肉及前臂部肌肉繃緊，將力集中於手指部或手掌部做上下急驟的振顫動作，使局部產生振顫感及溫熱感。操作時向下壓力不宜過重，手臂亦不宜擺動，手部應始終緊貼患者體表，避免產生叩擊、衝撞感。

振法具有活血止痛、和中理氣、溫經散寒、消食導滯、消鬱除悶的作用，可用於頭面、胸腹、腰背和四肢部，對腹瀉腸鳴、消化不良、胸悶氣短、血瘀腫痛等症有較好的治療效果。

二、抖法

抖法是推拿按摩輔助手法，常用來抖動上肢和下肢。操作時手握肢體遠端，先做輕輕的牽拉動作，然後將肢體做上下或左右的起伏抖動，要求抖動幅度小而頻率快，將抖動感由肢體遠端向近端傳導，使關節有鬆動感。

抖法具有活血止痛、放鬆肌筋、解除黏連、通利關節及消除疲勞的作用，一般配合其他手法來治療肩周炎、肩臂疼痛、腰椎間盤突出、肢體麻木等症。抖法常放在搓法之後使用，作為推拿按摩的結束手法。

三、擊法

擊法可以用手的各位部分進行擊打，也可以用特製的桑枝棒進行。

拳背擊法：手握空拳，腕關節伸直，用拳背平擊治療部位。具有舒筋通絡，宣通氣血的功效。主治頸、腰椎疾病引起的肢體痠痛，麻木等症。

掌擊法又稱掌根擊法：手指自然鬆開、微屈、腕關節伸直或略背伸，以掌根部擊打治療部位或以小魚際根部為著力點擊打。具有舒筋通絡，安神定魄的功效。主治坐骨神經痛，腰臀部軟組織勞損，下肢痠麻以及頭痛、眩暈等症。

小魚際擊法：術者掌指部伸直，腕關節略背伸，用單手或雙手小魚際部交替擊打治療部位，稱小魚際擊法。具有舒筋通絡，調和氣血，消除疲勞的功效。主治風溼痺痛，肢體麻木，感覺遲鈍，肌肉痙攣以及勞累或運動過度而致的肌肉痠痛等症。

指尖擊法：術者手指半屈，腕關節放鬆，運用腕關節做小幅度的屈伸，以指端輕輕擊打或重力擊打治療部位。

桑枝棒擊法：棒擊法是用特製的桑枝棒做擊打。術者手握桑枝棒的一端，應用肘關節屈伸和揮臂的力量，用棒體平擊治療部位。具有舒筋通絡，宣通氣血，平肝醒腦的功效。主治風溼痺痛，肢體麻木，淺表感覺遲鈍等症。

四、推法

推法分為拳推、掌推和肘推三種。

拳推法：使用拳推法時應以食指、中指、無名指和小指的第 1 指間關節為著力點，手指自然屈曲成握拳狀，在肌肉豐厚處做與肌纖維平行方向的推動，一般連續推動四至六遍。拳推法剛勁有力，刺激量較大，適用於腰背及四肢部肌肉損傷、風溼痺痛、麻木及肌膚感覺遲鈍者。

掌推法：使用掌推法時應以全掌緊密接觸患者皮膚，用力向下向前推進，需增大力量時可用另一手疊加其上向前緩慢推動，一般可連續推動四至六遍。此法接觸面積大，刺激緩和，適用於背部、腰骶部、胸腹部、大腿部及臀部等部位，有較好的活血化瘀、解痙止痛及寬胸理氣作用，對腰背肌扭傷、臀部痠痛、大腿扭傷和胸腹脹滿等症作用明顯。

肘推法：肘推法是用肘尖壓按體表並向前推動的方法，因其接觸面積小，刺激量較大，特別適合身體強壯、肌肉厚實者使用。多用於脊柱兩俯豎脊肌及臀部和下肢的風溼痺痛症和遷延日久的皮膚感覺障礙等。

五、搓法

使用搓法時要雙肩放鬆，含胸收腹，兩拳相對發力，搓動快速而穩健，上下或前後移動不可太快，幅度以不使患者身體搖動為度。作為一種輔助的推拿按摩手法，搓法常作為治療的結束手法，能疏通經絡、行氣活血、放鬆肌肉，對肢體關節疼痛、運動障礙等症有一定的輔助療效。

肩及上肢部、脅肋部和下肢部都可以使用搓法，但其使用方法尚有不同。

肩及上肢部的搓法：患者取坐位，肩部放鬆雙臂下垂。練習者站立在其病變一側，雙足分開成大襠勢，上身微向前俯，用雙手挾住肩部三角肌部相對用力，做相反方向的快速搓動十至十五圈，然後逐漸從肩部向下，邊搓邊移動。搓動要快而移動要慢，直至戳到腕關節部為止，如此往返操作三至五遍。

脅肋部的搓法：患者取坐位，兩上肢及頭部俯伏在前方桌面上。

練習者站其身後，用雙掌相對用力從腋下逐漸搓摩至腰側，來回操作八至十遍。

下肢部的搓法：患者仰臥於治療床上，一側下肢平放，另一下肢屈曲約六十度角。練習者用臀部輕壓住患者腳部，繼則用雙手挾住大腿內外側向下三動，邊搓邊移動，至小腿末端為止。

六、抹法

使用抹法時，應用單手或雙手的拇指、手掌緊貼患者皮膚，做上下或左右弧形往返推動。用拇指著力的為指抹法，操作時其餘四指輕輕扶住患者體表以助力，使拇指指面在往返推抹時穩而沉，動作要靈活緩慢，不重不滯，均勻柔和，防止推破患者的皮膚。用全掌著力的為掌抹法，操作時一般由大魚際開始，經掌心到小魚際逐漸轉換著力部位，要求用力均勻、持續連貫，輕而不浮、重而不滯。

七、點法

點法，又叫點穴法。該法深透力強，運用靈活，剛柔並濟，輕巧有力，作用時間短，奏效較快，因其多在人體穴位上使用，有類似針灸的作用，故而又被納入指針療法的範疇。使用點法時，用拇指的指端、屈曲的食指或中指的第一指間關節等部位點按某一穴位或疼痛部位。根據施治的部位、患者身體的胖瘦而選擇點的方法和施力的大小。行此法時將拇指伸直，力貫指端，按而壓之，這是點法中最為常用的一種方法，多用於人體的經絡穴位。以屈曲的食指或中指的第一指間關節部著力點按被稱作屈指點法。此法多用於肌肉豐厚處的經絡穴位和形體肥胖者。

八、按法

指按法：指按法是以拇指指面按壓體表的一種手法。練習指按法

時，須將拇指伸直，用指面著力按壓某一部位或穴位，其餘四指自然
屈曲，並以屈曲的食指抵住拇指指間關節助力，下按後可持續片刻再
鬆手，一般每分鐘可指按五至十次。指按法接觸面較小，但其刺激量
較易調節並靈活變化，具有良好的溫經散寒和行氣止痛作用，可用於
全身的經絡穴位、壓痛點和肌肉的起止點。

　　掌按法：使用掌按法時將手掌平放於施治部位，用掌根著力下
按。要沉肩、伸臂、屈腕，上身稍向前傾，力量不及時可重疊雙掌加
壓，將力集中到施力的手臂和腕部。掌按法可使用於肩背、腰骶及胸
腹部。在胸部和背部使用時，應在患者呼氣時下按、吸氣時上抬，迎
隨患者的呼吸。掌按法接觸面積較大，刺激較為柔和，具有活血祛
瘀、消腫止痛的作用，對腰背疼痛、肌肉痙攣、脘腹疼痛等症有較好
的療效。

人體十四條經絡的養生功效

　　《黃帝內經》中把人體的經脈分為正經和奇經。正經有十二條，
即手、足三陽經和手、足三陰經，合稱「十二正經」，是人體內氣血
運行的主要通道。「十二正經」有一定的起點和止點，有一定的循行
路線和走向，每一條經脈分別屬於一個臟或一個腑，與體內的五臟六
腑有直接的絡屬關係。手、足三陰經與手、足三陽經互為表裡關係。
手經行自上肢；足經行自下肢。陰經走行於四肢內側，屬臟；陽經走
行於四肢外側，屬腑。

　　奇經有八條，即督、任、沖、帶、陰蹺、陽蹺、陰維、陽維，合
稱「奇經八脈」。其中任脈走行於人體前正中線，統管全身各陰脈；
督脈走行於人體後正中線，統管全身各陽脈。在經絡系統中有氣血和

能量運行，以維持人體的各種生理功能和生命活動。在這個網路系統中，脈、督二脈和十二條正經對全身起著重要的調控和主導作用。

為了便於中老年人的理解，我們不去細說那些經絡是如何分，如何命名，我們把任、督二脈與其他的十二條經絡合併為人體的十四經絡，並簡單說一下他們各自的養生功效，至於如何在生活中運用到這些經絡，我在後面的小方法裡會有解釋。

任脈

任脈起於子宮，出於會陰部，向前循腹裡，行於上半身的前正中，向上經咽喉到臉部，最後到達眼睛的下面。

任脈共有二十四穴。分布於人體前正中線，起於會陰，止於承漿。本經俞穴對腹、胸頸、頭面的局部病症及相對的內臟器官病症有較好的作用，部分腦穴有強壯作用，少數腦穴可治療神志病。

督脈

督脈主要循行於人體後正中線以及頭正中線上。遇到突然昏倒或者昏迷不醒的人，大部分人都會說「掐他的人中」。人中穴在與任脈相對應的督脈上。就是順著脊梁骨從下往上走，一直到嘴。脈氣起於小腹內，與衝脈、任脈同源，出於會陰部。從尾骨沿著脊柱內上行，到後腦風府穴處進入腦內，聯絡腦。同時足厥陰肝經分支上頭頂接通督脈，然後是任脈。

督脈的分支，與足太陽膀胱經同行，從內眼角上行至額，交會於巔頂，入絡於腦，又退出下項，循行肩腳內側，挾脊柱抵達腰中，絡於腎臟。督脈在陰部絡男女生殖器及肛門，並在肛門後尾骨部與足太陽膀胱經和足少陰腎經會合。

督脈另一支從小腹直上，穿過肚臍中央，向上透過心臟，入於

喉嚨，上至下頜部環繞唇口，向上聯絡兩目之下的中央。督脈的絡脈從軀幹最下部的長強穴開始，沿著脊柱裡面，散布頭上；背部的分支從肩胛骨左右走向足太陽膀胱經。督脈與足太陽膀胱經的關係最為密切，一個在後背正中，一個在其兩旁，共同聯繫著腎臟和腦。其次，督脈還與足少陰腎經和任脈聯繫，都與陰部、子宮、腎、心相關聯。

督脈循身之背，背為陽。而督脈的「督」字有總督、督促之意。說明督脈對全身陽經脈氣有統率、督促的作用。故督脈有「總督諸陽」和「陽脈之海」的說法。因為督脈循行於背部正中線，它的脈氣多與手足三陽經相交會，大椎是其集中點。另外，帶脈出於第二腰椎，陽維交會於風府、啞門。所以督脈之脈氣與各陽脈都有聯繫。

另外督脈循行於脊裡入絡於腦，所以又與腦和脊髓有密切的聯繫。《本草綱目》稱「腦為元神之府」，經脈的神氣活動與腦有密切關係。體腔內的臟腑透過足太陽膀胱經背部的俞穴受督脈經氣的支配，因此，臟腑的功能活動均與督脈有關。督脈「為陽脈之都綱」即是此意。

透過督脈查病可盡早查出臟腑不調，透過按摩艾灸穴位，調動人體自身之免疫力，盡可能不吃藥，不打針，靠打通任、督二脈調理全身之氣血，促進全身氣血循環，以保證身體的陰陽平衡。

手太陰肺經

手太陰肺經起始於中焦胃部，向下聯絡大腸，回過來沿著胃上口，穿過隔肌，入屬於肺臟。從肺系橫出腋下，下行沿著上臂內側，走在手少陰、手厥陰經之前，下向肘中，沿前臂內側撓骨邊緣，進入寸口，沿大魚際部邊際，出大指的末端。

肺經的支脈是從腕後走向食指撓側，出其末端，在此經氣接手陽

明大腸經。肺經的主要功能是吸入自然界的清氣，呼出體內的濁氣；使衛氣散布全身，保護肌表，輸送水分和血液。肺經和肺、大腸、喉嚨等器官的聯繫相當密切，保證了肺經的暢通，這些相關器官的功能也就得到了保證。

一般來說，肺經異常不通時，人的身體沿肺經循行路線上通常會出現麻木、疼痛、發冷、痠脹等異常感覺。本經經氣異常還會出現氣上逆、咳嗽、喘息氣粗、氣短、心煩不安等症狀。又因為肺與口鼻相通，所以也會出現鼻塞、感冒、流鼻涕、傷風怕冷等症狀。另外，肺主氣，肺與大自然之氣相通，自然界的大氣養育了世間的萬物。肺氣既有大自然之氣又有臟腑之氣。如肺氣不足時，在人體臉部必有所表現，出現各種損容的病變。

手少陰心經

中醫講「心主神明，魂魄意志，皆為其統」。有人說，腦才是思維的中樞，心不過是個「血泵」。其實，一個人心臟跳動的緩急強弱，也就是心臟自身的節奏韻律，完全可以控制人的心理變化。改變了心臟跳動的規律，也就改變了人的心理狀態。

手少陰心經是從心中開始，出來屬於心臟與其他臟相連的繫帶，下過隔肌，絡小腸。它的支脈從心臟的繫帶部向上挾咽喉，而與眼球內連於腦的繫帶相聯繫。它的直行脈是從心系上行至肺，向下出於腋下，沿上臂內側後緣，走手太陰，手厥陰經之後，下向肘內，沿前臂內側後緣，到掌後豌豆骨部進入掌內後邊，沿小指的撓側出於末端，接手太陽小腸經。

《黃帝內經》中講，手少陰心經有了異常變動就表現為咽喉乾燥，心口痛，口渴要喝水；還可發為前臂部的氣血阻逆，如厥冷，麻

木、痠痛等症。本經所屬腧穴能主治有關「心」方面所發生的病症。如，胸、心、循環系統病症、神經精神系統病症以及經脈循行所過部位的病症。因此，在身體保養方面，循經按揉可以放鬆上臂肌肉，疏通心經的經氣。對重點穴位進行按摩艾灸叩擊還可以預防冠心病、肺心病以及改善頸椎病壓迫神經所導致的上肢麻木等，此外還能治療失眠等「心神不守」的疾病。

手厥陰心包經

心包經在手臂陰面中間的那一條線上，敲小臂時有痠痛感，敲大臂有電擊感。從現代解剖學來說，心包經在人體循行的路線有前臂內側皮神經，所以刺激心包經可以治療沿經皮膚的感覺異常等病症，另外對冠心病、心絞痛也有很好的療效。

本經異常變動就表現為下列病症：手心熱，前臂和肘彎掣強拘急，腋窩部腫脹，甚至胸脅滿悶，心跳加快，面赤，眼睛昏黃，嬉笑不止。本經腧穴主治「脈」方面所發生的病症：如手心發熱，心跳不安，胸悶心煩，嬉笑不休，臂肘屈伸不利等症狀。

手陽明大腸經

陽明經起於食指撓側頂端商陽穴，沿著食指撓側上行，經過第一二掌骨之間，向上進入兩筋之中，向上沿前臂外側至肩部。其分支從頸部透過臉頰，進入下齒槽，回過來夾口唇兩旁，在人中處左右交叉，分布在迎香穴外。

大腸經是和肺經關係非常密切的經脈。呼吸系統有疾病時，以大腸經上的曲池穴位為治療點，是經常使用的療法。中醫學認為，大腸是指從肚臍上約一點五寸的穴位開始，經直腸直通肛門的整個系統。大腸經發生異常時，會有牙痛、鼻塞、口乾渴、喉嚨腫等症狀出現。

若壓迫肩膀至手臂之部位時，亦會有疼痛感。因為肺機能不好，所以皮膚會出現蒼白乾燥、失去光澤的現象；又因養分無法順利運送，精神有不安定、容易焦躁的傾向。壓迫腹部的肚臍兩側及腰部時，會產生疼痛感。身體出現以上所述的症狀時，使用大腸經的穴位加以治療，症狀能減輕，身體也會感到輕快。

手太陽小腸經

小腸經的循行和大腸經比較相似，只是位置上要比大腸經靠後，從作用上來講也沒有大腸經那麼廣。《靈樞·經脈》中記載：手太陽小腸經從小指外側末端開始，沿手掌尺側，上向腕部，出尺骨小頭部，直上沿尺骨下邊，出於肘內側當肪骨內上髁和尺骨鷹嘴之間，向上沿上臂外後側，出肩關節部，繞肩腳，交會肩上，進入缺盆，絡於心，沿食道，到胃，屬於小腸。

它的支脈從鎖骨上行沿頸旁，上向面頰，到外眼角，彎向後，進入耳中。它的又一支脈從面頰部分出，上向顴骨，靠鼻旁到內眼角，接足太陽膀胱經。此外，小腸與足陽明胃經的下巨虛脈氣相通。

《靈樞·經脈篇》中說：小腸經是「主液所生病者」。「液」包括月經、乳汁、白帶、精液以及現代醫學所稱的腺液，如胃液、胰腺、前列腺和滑膜分泌的滑液等，所以凡與「液」有關的疾病，都可以先從小腸經來尋找解決辦法。本經腧穴可主治腹部小腸與胸、心、咽喉病症，神經方面病症，頭、頸、眼、耳病症，熱病和本經脈所經過部位的病症。例如少腹痛、腰脊痛引睪丸、耳聾、目黃、咽喉腫痛、癲狂及肩臂外側後緣痛等。

手少陽三焦經

三焦經是人體整個體腔的通道。古人把心、肺歸於上焦，脾、

胃、肝、膽、小腸歸於中焦，腎、大腸、膀胱歸於下焦。《難經·三十八難》中說：「三焦者，主持諸氣，有名而無形。」

本經一側有二十三穴。其中有十三個穴分布在上肢背面，十個穴在頸部，耳翼後緣，眉毛外端。手少陽三焦經起始於第四指之末端，上行出於第四、五掌骨之間，沿手背到達腕關節背部，再向上行於前臂外側尺橈骨之間，穿過肘關節部，沿上臂外側上行至肩關節部，與足少陽膽經交叉走其後面，進入鎖骨上窩，散布於胸腔之中部，散絡於心包，下行穿過隔肌，從胸至腹屬於上、中、下三焦本腑。

它的支脈是從胸腔中部分出，上行出於鎖骨上窩，再上項部，聯繫於耳廓後面，直行向上出於耳廓上角，自此彎屈向下到面頰部再至眼眶下部。它的又一分支是從耳廓後面進入耳中，再出走於耳廓前面，經過客主人穴所在部，向前交叉於面頰部，到達外眼角，接於足少陽膽經。

本經腧穴主治熱病、頭面五官病症和本經經脈所過部位的病症。例如頭痛、耳聾、耳鳴、目赤腫痛、頰腫、水腫、小便不利、遺尿以及肩臂外側疼痛等症。

足陽明胃經

中醫認為脾胃是人的「後天之本」，就是說是人們生活的根本保證。因為脾胃具備了我們現在所說的整個消化和吸收的功能，是人體的能量源頭。脾胃掌握著身體內能量的吸收和分配，脾胃不佳，人體的很多器官運作代謝就會減慢，工作效率就會降低。

本經共有四十五個穴位，其中十五個穴位分布在下肢的前外側面，三十個之位在腹、胸部和頭臉部。胃經上有兩條主線和四條分支線，是人體經絡中分支最多的一條經絡。本經起於鼻翼兩側，上行到

鼻根部，與旁側足太陽經交會，向下沿著鼻的外側，進入上齒眼內，回出環繞口唇，向下交會於頦唇溝承漿處，再向後沿著口腮後下方，出於下頜大迎處，沿著下頜角頰車，上行耳前，經過上關，沿著髮際，到達前額。

臉部支脈從大迎前下走人迎，沿著喉嚨，進入缺盆部，向下透過橫隔，屬於胃，聯絡脾臟；缺盆部直行的支脈經乳頭，向下挾臍旁，進入少腹兩側氣沖；胃下口部支脈沿著腹裡向下與氣沖會合，再由此下行至髀關，直抵伏兔部，下至膝蓋，沿著脛骨外側前線，下經足附，進入第二足趾外側端；脛部支脈從膝下三寸處分出，進入足中趾外側；足跗部支脈從跗上分出，進入足大趾內側端，與足太陰脾經相接。

足陽明胃經腧穴可治療胃腸等消化系統，神經系統，呼吸系統，循環系統和頭、眼、鼻、口、齒等器官病症和本經脈所經過部位的病症。例如：胃痛，腹脹，嘔吐，泄瀉，牙痛，口眼歪斜，咽喉腫痛，熱病，神志病及經脈循行部位疼痛等。

足少陰腎經

腎經上雖然只有二十七個穴位，但與人體臟腑器官有很多的聯繫，它起於足底的湧泉穴，從足小指開始，斜向足心繞過踝關節內側，進入足跟，向上經過小腿，膕窩內側，沿著大腿內側後緣，貫穿脊柱，屬於腎臟，聯絡膀胱。淺出腹前，上行經過腹、胸部，終止於鎖骨下緣。主要循行於下肢的內側和軀幹的前面，沿前正中線的兩側。

本經異常變動通常會表現為飢餓而不想進食，臉色黯黑漆柴，咳嗽痰唾帶血，坐下想起來則兩眼昏花視物不清，有如飢餓感；腎氣虛

更容易發生恐懼，心慌得好像有人要來追捕；這還可發生骨部的氣血阻逆，見厥冷、麻木、痠痛等症。

本經腦穴主治「腎」方面所發生的病症。如口熱、舌乾燥、咽部發腫，氣上逆，喉嚨發乾而痛，心內煩擾且痛，黃疸，腹瀉，脊柱、大腿內側後邊痛、萎軟、喜歡躺著，腳心發熱而痛。

足太陽膀胱經

本經共有六十七個穴位，其中有四十九個穴位分布在頭臉部、項背部和腰背部，十八個穴位分布在下肢後面的正中線上和足的外側部。是十四經中穴位最多的一條經，共有一條主線和三條分支。

它的支脈從頭頂分出到耳上角。其直行主幹從頭頂入內絡於腦，復出項部分開下行：一支沿肩胛內側，夾脊旁，到達腰中，進入脊旁筋肉，絡於腎，屬於膀胱。一支從腰中分出，夾脊旁，通過臀部，進入窩中。背部另一支脈從肩胛內側分別下行，通過肩胛，經過髖關節部，沿大腿外側後邊下行，會合於窩中，由此向下通過排腸肌部，出外踝後方，沿第五蹠骨粗隆，到小趾的外側，下接足少陰腎經。

本經有了異常變動通常會表現為頭重痛，眼睛要脫出，後項像被牽引，脊背痛，腰好像折斷，股關節不能彎曲，膕窩好像凝結，胖腸肌像要裂開；還可發生外踝部的氣血阻逆，如厥冷、麻木、痠痛等症。

本經腦穴可主治泌尿生殖系統、精神神經系統、呼吸系統、循環系統、消化系統的病症及本經所過部位的病症。例如：癲癇、頭痛、目疾、鼻病、遺尿、小便不利及下肢後側部位的疼痛等症。

足少陽膽經

膽經是人體中最重要的一條經，本經共有四十四個穴位。其中

十五個穴位分布在下肢的外側面，二十九個穴位在臀、側胸、側頭部。膽經起於目外眥，向上到額角返回下行至耳後，沿頸部向後交會大椎穴，再向前入缺盆部，入胸過隔，聯絡肝臟，屬膽，沿脅肋部，出於腹股溝，經外陰毛際，橫行入髖關節。

耳部支脈從耳後人耳中，出走耳前，到目外眥處後向下經頰部會合前脈於缺盆部。下行腋部、側胸部，經季肋和前脈會於髖關節後，再向下沿大腿外側，行於足陽明和足太陰經之間，經排骨前直下到外踝前，進入足第四指外側端。

足背部支脈從足臨泣處分出，沿第一、二拓骨之間，至大指端，與足厥陰經相接。

本經腧穴可主治病症有：頭面五官病症、神志病、熱病以及本經脈所經過部位的病症。例如：口苦、目眩、頭痛、領痛、腋下腫、胸脅痛、缺盆部腫痛、下肢外側疼痛等。

足太陰脾經

足太陰脾經共有二十一個穴位。其中十一個穴位分布在下肢內側面，十個穴位分布在側胸腹部。足太陰脾經是陰氣最盛的經絡，所有本經絡穴善於對裡寒裡虛發揮效用。它的循行路線是：在體內，屬脾、絡胃，並與心及舌根相連。在體表，由足大趾沿下肢內側、腹部、胸部，止於側胸部。

本經有病時，主要有胃痛、嘔吐、腸炎、腹脹、黃疸、水腫、自覺身體沉重、行動困難、不能平臥、舌痛、舌根強直、小便不通等症狀和病症，以及在本經循行部位的局部症狀。患足太陰脾經疾病者，主要反應在胃腸疾病為主，如食後嘔吐、胃痛、腹脹、便後或屁後腹中寬舒、身體粗重、面目身發黃等。

本經腧穴可治療脾、胃等消化系統病症。例如胃脘痛、噁心嘔吐、打嗝、腹脹、便溏、黃疸、身重無力、舌根強痛及下肢內側腫痛、厥冷等。

足厥陰肝經

足厥陰肝經起於大敦穴、止於期門穴，左右各十四穴。循行路線從下向上走，起於足大拇指背寒毛部，向上沿足背內側，經離內踝一寸處上行於小腿脛側，至離內踝八寸處交於足太陰脾經，後上行膝膕脛側，沿大腿內側進入陰毛部，環繞陰部上至少腹，夾胃旁過，屬肝、絡膽，再向上透過隔肌分布於脅肋部，沿氣管後側向上進入喉頭部連接目系，再上行出於額部與督脈交會於頭頂。

由目系分出支脈一下行向頰裡，環繞於唇內。由肝中分出支脈二通過膈肌向上流注於肺，接手太陰肺經。

當人體肝經有問題的時候，展現在外會出現疝氣，女子少腹腫，腰痛到不能彎，脅按壓或脹痛，咽乾，頭暈目眩，臉色灰暗。而展現在內臟則會出現胸悶，脅脹痛，黃疸，目疾，腹脹，嘔吐，泄瀉，遺尿等症。

健脾益腎經絡按摩法

腎和脾在人體內有著非常重要的生理作用，因此自古以來人們就很注重對腎和脾的養護，腎是人體中的先天之本，脾是後天之本。脾的運動功能要依賴腎臟的支持，而腎臟也需後天水谷精氣以不斷的補充而強健。

健脾益腎的穴位分為健脾和胃和益腎固本兩種。在實施的時候可根據病情的不同而分開選用，也可以兩法合用。

一、健脾和胃法：

健脾和胃法對於脅肋部的疼痛、脘腹不適、消化不良、腹瀉、便祕等症均可適用。並有脾、胃保健的良好作用。

（一）雙掌揉神闕穴：

中醫學認為「腹為五臟六腑的宮城」。按揉神闕穴可以達到和胃理氣、健脾和中的效果。按摩時用右掌的掌心緊貼著臍部的神闕穴，左手掌疊放在右手背上，做環狀運動，左轉二十次，右轉二十次交替的進行，揉動時的動作要輕柔緩慢，待神闕穴處有熱脹明顯時為止。

（二）按摩中脘穴：

中脘穴是腑之會穴，按揉此穴可以調理中焦和胃降逆。按摩時要取坐位或是仰臥位，用右手的掌部按於中脘穴上，逐漸的施力，待穴位有痠脹感時再左右的旋轉按揉十分鐘。

（三）捏天樞穴：

天樞穴有和胃理中、通腑調氣的功能。按摩時取坐位或仰臥位，雙手的拇、食指抻捏天樞穴，一抻一捏的交替進行，要適當的掌握力量，待天樞穴有熱脹感為止，大約進行十分鐘左右即可。

（四）循脅摩腹：

脅為肝膽經絡所過之處，循脅推腹可以達到疏肝利膽、理中和胃的作用。按摩時用兩手的大魚際及手掌面貼附在脅部，兩手從脅肋部向小腹部做往返的摩動，摩至小腹時，兩手的小魚際稍微用力，手法宜輕緩，摩至兩肋及小腹部有溫熱感為好。

二、益腎固本法

益腎固本法對於腿痠軟無力、遺精、陽痿、早洩、不育症，以及大便泄瀉，小便頻數等症狀均有良好的治療作用，同時還有保健的作

用。常用本法，可以達到體壯、發黑、精充的效果。

（一）切刺腎俞穴：

中醫學認為「腰為腎之府」，切刺腎俞穴有培元、補氣的功能。按摩時要端坐或者是俯臥，兩手往背後自然的彎向腰部，拇指指尖的甲背部按在穴位上，在穴位上進行切、刺法，在切、刺中輕重的交替進行，用力要適中。也可使用振法，至痠脹感往腰深部放散時為止，大約持續十分鐘左右的時間。

（二）按揉腰眼穴：

腰眼穴是人體的經外奇穴，按揉此穴可以達到壯腰強腎的效果。按摩時兩手握拳，手臂往後，用兩手拇指的指掌關節突出的部位自然的按於腰眼穴上，向內逐漸的用力做環形的旋轉按揉動作，以腰眼穴處有痠脹感覺為好，持續按揉十分鐘左右。

（三）點揉命門穴：

命門穴是督脈上的要穴，是陽氣聚集的地方，點揉命門穴可以疏調經氣、強健腰膝。按摩時用右手的拇指指尖附著在命門穴位上，左手的拇、食指持緊右手拇指中段，配合著用力。然後在命門穴上作上下、左右的點揉動作，待到命門穴的周圍有溫熱感為好。

使用健脾益腎法時要注意在操作中的用力要均勻、柔和，不可施加暴力，以自我感覺舒適為度，應避免損傷皮膚及組織，施力的大小應根據病人感覺程度決定。每天早晚各進行一次，有病治病，無病可以保健。

緩解慢性胃炎按摩法

自中脘穴向上脘穴緩慢推三至五分鐘。

以中指振法振中脘穴三至五分鐘。

以拇指或中指按揉氣海穴二至三分鐘。

以拇指按揉足三里穴三至五分鐘。

以右手掌或小魚際擦胸、腰背、脊柱兩側三至五分鐘，重點在脾俞、胃俞部，以熱滲透至腹部為宜。

以空掌輕輕拍擊下胸、上腰部十五至二十下。

拿肩井穴一至二分鐘。

依次按揉兩上肢手三里、內關、合谷穴每穴一分鐘。

自上而下搓抖上肢三至五遍。

搓摩脅肋一至二分鐘。

對胃脘脹痛、食後尤甚，痛無定處，打嗝泛酸，情緒變化常加劇者宜加拿肩井、陰陵泉、陽陵泉，揉章門，點按太沖各二分鐘。

對胃脘燒灼，痛無定處，午後或空腹痛顯，進食痛緩，或吐血者宜加拿陰陵泉、陽陵泉，點按內庭，掐、揉太沖各二分鐘。

對胃脘隱隱作痛，揉按痛減，喜熱飲食，神疲乏力，四肢不溫者宜加擦大椎，揉氣海，揉、按腎俞各二分鐘。

足部按摩抗衰老

加強腿足保健，對於延緩衰老有重要的意義。

一、浴足：用熱水泡腳，特別是用生薑或辣椒煎水洗腳，可
　　　較快的擴張人體呼吸道黏膜的微血管網，加快血液循

環，從而使呼吸道黏膜內血液中的白血球及時的消滅侵襲人體的細菌和病毒，使人體免受感染。

二、摩腳：洗腳後，雙手搓熱，輕揉搓相關部位或穴位，可全腳按摩，也可局部按摩，多摩湧泉穴、太沖穴或太溪穴。對頭昏、失眠、厭食、臉色晦暗、疲勞、高血壓、便祕等有防治作用。

三、扭膝：兩足平行靠攏，屈膝微向下蹲，雙手放在膝蓋上，膝部前後左右呈圓圈轉動，先向左轉，後向右轉，各三十次左右。可治下肢乏力、膝關節疼痛。

四、甩腿：一手扶物或扶牆，先向前甩動小腿，使腳尖向上蹺起，然後向後甩動，使腳尖用力向後，腳面繃直，腿亦盡量伸直。在甩腿時，上身正直，兩腿交換各甩數十次。此法可預防半身不遂、下肢萎縮無力及腿麻、小腿抽筋等。

五、搓揉腿肚：以雙手掌緊夾一側小腿肚，邊轉動邊搓揉，每側揉動三十次左右，然後以同法揉動另一條腿。

六、高抬腳：每天將雙腳蹺起三至五次，平或高於心臟，此時腳、腿部血液循環旺盛，下肢血液流回肺和心臟的速度加快，得到充分循環，頭部可得到充足而新鮮的血液和氧，同時對腳部穴位、反射區也是一個良性刺激。

七、扳足：取坐位，兩腿伸直，低頭，身體向前彎，以兩手扳足趾和足踝關節各三十至五十次，能鍛鍊腳力，防止

腿足軟弱無力。

防治頸椎病的方法

頸椎病是中老年人的常見病，我們可以透過以下方法來治療頸椎疾病。

一、自我練功法：

頸推病患者站立，兩腿分開，與肩同寬。

首先深吸氣頭緩緩前低，透過鼻子慢慢呼氣。氣呼完時，頭也低到最大限度。然後頭緩緩上仰，鼻子也慢慢的吸氣，待頭回到中立位時，氣正吸足，如此反覆數次。

二、他人按摩法：

頸椎病可由家人幫助按摩。

家人站其身後以一指禪推法沿頸項兩側、頸部脊柱段來回操作三至五遍。

一手扶患者頭側，另一手在頸部施用揉法，共五分鐘，並配合頸椎的屈伸和旋轉。

患者頭微後仰，醫者一手扶托患者前額，一手在頸項施用拿法，共三分鐘。

繼而使用頸部搖法，搖動時幅度由小到大，速度不宜過快，再迅速使用頸部斜扳法。

醫者一手扶持患者後枕部，另一手托住其下頰部做頸椎拔伸法。

掌根揉頸部、肩部，按揉風府、大椎、肩髃、曲池、合谷等穴。

叩擊頸肩及上肢，以拿肩並結束治療。

推拿治療神經根型頸椎病一般每日一次，五次為一個療程，二至三個療程可明顯見效。治療期間患者應避免長時間低頭工作，注意頸肩部保暖，同時有意識的加強頸椎功能鍛鍊，以達到輔助治療的目的。

肩周炎的按摩治療

肩周炎也是中老年人的高發病症，按摩對其有良好效果。

對於急性發作期的肩周炎患者，手法應輕緩柔和，操作時間稍長，以活血止痛為主；而對慢性緩解期患者，手法可稍重，並較多使用被動運動類的扳法、搖法和剝離黏連手法，以利於肩關節正常功能的恢復。

患者取坐位，上肢自然放鬆，醫者用掌揉法作用於肩部及上臂部，反覆操作二分鐘。

醫者一手握扶患者肘關節，另一手在肩關節周圍使用揉法，同時配合肩關節的被動運動，共操作三至五分鐘。

以一指禪推法吸定在肩關節周圍壓痛點及肩井、肩髃、肩外俞、天宗、肩髎等穴位，並按揉曲池、曲澤、合谷、極泉等穴，共三分鐘。

醫者以雙手掌分別置於肩前和肩後，用力相向擠動並向上提托，同時做旋轉搓揉（稱為雙手揉球），共操作一分鐘。

分別使用托肘搖法和大幅度搖法於患肩，幅度由小到大，速度宜緩不宜急。雙手握住患肢腕部做患肢提抖法，要求抖動頻率快而抖動幅度小，患肢要充分放鬆。

推拿按摩治療肩周炎一般每日一次，對疼痛嚴重患者可隔日治療

一次，五次為一個療程，兩個療程間可休息一至二日。

按摩治療眩暈

中老年人工作壓力大，過於疲勞，容易引起眩暈症。眩是眼花，暈是頭暈，兩者同時出現被稱為眩暈。眩暈的患者頭昏眼花，不能坐立。輕者穩定片刻就能好些，重者則噁心嘔吐、汗出，站立不穩甚至是昏倒。中醫認為眩暈多因腎虧虛陽上浮或肝風內動所致。一般眩暈分虛、實兩種類型。

一、虛症眩暈

（一）症狀說明：患者有陣發性眩暈、視物旋轉翻覆、頭脹痛或多煩易怒、胸脅脹悶等。

（二）治療原則：溫補脾腎、平肝潛陽。

（三）取穴重點：百會、風池、膈俞、腎俞。

（四）穴位說明：

百會穴又稱巔上、天山等。在前髮際正中直上與兩耳尖直上，在頭頂的相交處。此穴能升陽健腦、熄風平肝，是常用的保健穴之一。

風池穴在項後，胸鎖乳突肌與斜方肌上端之間的凹陷中。刺激此穴能清腦豁痰。

膈俞穴在第七胸椎棘突下，旁開一點五寸處。此穴能補氣理血、寬中和胃，治虛損昏暈和失血症。

腎俞穴在第二腰椎棘突下，命門旁開一點五寸處。刺激此穴能使腎功能明顯的增強。

（五）按摩手法：

握空拳，拇指伸直先用指端點按患者的百會穴，再用雙拇指順耳後繞至左右風池穴揉按。

然後讓患者俯臥，醫者用手拇指肚均勻的按壓其膈俞穴、腎俞穴和附近的壓痛點，再從膈俞穴至腎俞穴之間進行豎推，有溫熱舒適感為宜。

二、實症眩暈

（一）症狀說明：患者有陣發性眩暈、視物旋轉翻覆、頭脹痛或多煩易怒、胸脅脹悶、噁心、嘔吐痰涎等。

（二）治療原則：清心寬中、平肝化痰。

（三）取穴重點：神庭、頭維、支正、飛揚、行間。

（四）穴位說明：

神庭穴又稱髮際。在前髮際正中直上〇點五寸處。此穴在天庭之上，為神之居處，有清爽頭目、鎮靜安神的功能，治療癲痛、驚悸、失眠、頭痛、眩暈等。

頭維穴在額角髮際直上〇點五寸處，神庭穴向外旁開四點五寸處。此穴能祛風清火、清頭明目，治頭痛目眩等。

支正穴在前臂背側面腕上五寸，腕伸肌的尺側緣處。此穴能清熱解表、通經活絡，治頭痛目眩、熱病、臟躁、驚恐等。

飛揚穴，別稱厥陽。在下肢足外踝上七寸，腓骨後緣處。此穴能舒筋脈、清頭目，治頭痛目眩、發熱癲狂。

行間穴在足背第一、二趾間的縫紋端處。此穴能疏肝利膽、熄風潛陽，治頭痛。

（五）按摩手法：

用手的拇指肚分別揉按患者前髮際的神庭穴和頭維穴，再按揉患

者的左右前臂的支正穴和飛揚穴，反覆幾次交替進行。

　　對於眩暈症有輔助療效的穴位進行按壓時，沒有什麼順序要求，時間長短也不限，只要手法輕柔一些就行。經過按揉之後，如果眩暈症狀有所改善，就可以進行一些相對的輔助治療。

目脹額緊按摩可治

　　目脹額緊是日常生活中常見的一種不適症狀，一般指兩眼發脹，連及眼眶，額頭緊縮不適感。本症多由伏案時間過久，用眼過度，或工作疲勞，用腦過度，或感冒風寒等所致。

　　中醫學認為，足厥陰肝經連目系，上出額氣目為肝竅，肝藏血，目受血則能視。若用眼太過，久視傷血，或用腦過度，心血暗耗，以致肝血不足，陰血虧虛，肝陽過亢，則氣血不能上榮頭目，肝陽化風上則目脹額緊。

　　此外，感冒風寒，外風上犯頭目，亦可出現目脹額緊之症。推拿按摩不僅對迅速解除目脹額緊的不適症狀有顯著的效果，而且對緩解眼睛疲勞、改善視力有很好的作用。同時，透過有效的推拿按摩也能夠安神鎮靜，達到消除身心疲勞的作用。

　　一、症狀表現：

　　目脹額緊主要表現為雙目發脹和額頭有緊縮感，甚至眼睛脹痛或眉稜骨及前額脹痛，可伴有煩躁、失眠、頭昏腦脹、兩目乾澀、疲乏無力等。外感風邪者可伴有鼻塞流鼻涕、頭痛項強、惡風發熱等感冒表現。

　　二、按摩方法：

　　（一）體位：受術者取坐位或仰臥位，施術者站立或坐於其前面

或頭側。

（二）手法要領：目脹額緊的推拿按摩常以推、揉、按、拿、叩等法為主。手法宜輕柔和緩，輕重有度，緩急有序。

三、操作方法：以下

（一）先以雙手置於受術者頭兩側，拇指羅紋面著力，交替推印堂穴至神庭穴，再經前額推印堂穴至太陽穴，經眉弓推印堂穴至太陽穴，各五至十次。

（二）以拇指橈側面著力，由內向外刮抹上下眼眶，然後用雙手大魚際著力，從額前分推，經太陽穴至頭兩側部，各施術五至十遍。

（三）施拇指揉法和按法，並以揉、按攢竹、睛明、太陽、陽白等穴為重點。

（四）在額前用拇指與食指、中指羅紋面相對著力，做緊縮性拿法，輕微拿捏兩側及上下眼眶各五至十次。

（五）雙手對搓熱後，扣在眼睛上，使熱量透達眼球，反覆施術三至五次。

（六）合掌叩法輕叩額前。

（七）最後點按風池、合谷、太沖穴各五十秒。

（八）用掌根或拇指羅紋面著力，分別揉雙部及兩肩腳內側五至十分鐘，再以拇指羅紋面著力，分別按壓上述部位。

（九）小魚際著力，分別搓肩井穴及兩肩腳內側，以透熱為度。

（十）受術者取坐位，以拇指與其餘四指羅紋面相對著力，拿揉肩部五至十分鐘，再用拇指指端著力，分別點按兩側肩井穴、天宗穴、肩中俞穴、肩外俞穴、肩貞穴等。

（十一）最後以拍叩法雙肩施術數次。

四、功效：

施術後，受術者感雙肩輕鬆，痠痛消失，並且肩部溫熱舒適。

五、注意事項：

（一）心肺功能不全者手法不宜過重。

（二）合並肩周炎或頸椎病者宜參考其相應手法治療。

慢性鼻炎的按摩治法

雙手食指指尖分別按摩鼻孔兩邊的迎香穴，當出現明顯的痠脹感後，再揉二分鐘。

兩個拇指關節屈曲，其他四指呈半握拳狀，用拇指關節的撓側面，由鼻根部兩側朝下擦到鼻翼，上下擦抹五十次，以局部發熱為宜。

右手半握拳，食、中、無名、小指指尖並齊，由上星穴向下叩到印堂穴，腕部發力，叩擊應適度，每分鐘一百次，時間為二分鐘。

用手指的腹面或者手掌腹面著力，五指併攏，用虛掌平壓前額，手腕發力，著力輕巧，頻率為每分鐘一百六十次，拍打時間為二分鐘。

左手拇指指尖放在右手合谷穴上，用力掐按一分鐘，使局部的痠脹感朝上擴散到臉部，再揉三十秒，如此反覆五次，能夠達到宣通鼻竅的作用。

高血壓的按摩治療功

成年人的動脈血壓持續超過一百四十／九十毫米汞柱的時候就被

稱為高血壓。由某些疾病引起的叫繼發性高血壓，由大腦皮質功能紊亂引起的叫原發性高血壓，通常把後者稱為高血壓。中醫認為高血壓與肝腎兩臟陰陽平衡失調或痰溼壅盛有密切的關係，其治療原則應從滋陰潛陽、平肝著手。

以兩手拇指自印堂抹至神庭，其餘手指置於頭頂兩側，反覆做十至二十次。

以兩手拇指橈側緣，自前額中線向兩側推至太陽並在太陽穴處點揉，反覆做功十至二十次。

兩手十指屈曲，從前至後做梳頭動作，二十至三十次。

以中指用力按揉腦戶穴三至五分鐘。

以掌摩腹部五分鐘，摩動的方向以順時針為宜。

以大魚際著力，擦兩腳湧泉穴，各二至三分鐘。拿風池、曲池穴各三分鐘。

拿肩井穴五分鐘。

高血壓的辨證施治：

一、肝火型高血壓：

症狀表現：頭痛眩暈、煩躁易怒、眼紅咽乾，尿黃便祕等。

治療原則：主要是要滋陰降火、平肝熄風。

取穴重點：百會穴、太陽穴、行間穴、太溪穴。

穴位說明：

（一）百會穴又稱巔上、天山等，在前髮際直上與兩耳尖直上，在頭頂正中相交處。有平肝、升陽、熄風等的作用。

（二）太陽穴在眉外梢與目外之間向後約一寸的凹陷處，能袪風、清頭、明目。

（三）行間穴在足背第一、二趾間的縫紋端處。能清泄肝火、疏肝利膽、熄風潛陽。

（四）太溪穴別稱呂細。在足內踝與跟腱之間的凹陷中，平內踝尖處。能滋陰補腎、平肝熄風等。

按摩手法：一手扶著患者的頭部適當的部位，用另一手的拇指肚或指端按壓其頭頂正中的百會穴，接著用兩個拇指肚分別推揉其左右側太陽穴，有痠脹感放射到頭項部時的效果最好。

再用手拇指端和其他四指相對，按揉患者左右足背上的行間穴，然後改用手拇指端和食指端相對，捏揉其左右足跟部的太溪穴。

二、痰溼型高血壓：

症狀表現：眩暈、胸悶痰多、噁心嘔吐、頭重肢麻等。

治療原則：能化溼祛痰、解鬱降壓。

取穴重點：風池穴、肩井穴、血壓點穴、內關穴、足三里穴、豐隆穴、太沖穴。

穴位說明：

（一）風池穴在項後，胸鎖乳突肌與斜方肌上端之間的凹陷中。是風邪易侵之所，為搜風要穴。能解表清腦、豁痰宣竅等。

（二）肩井穴在肩上，大椎與肩峰連線的中點處。屬足少陽、陽維之會。能通經理氣、豁痰開鬱。治頭項強痛、氣塞涎上等。

（三）血壓點在背部正中線，第六七頸椎棘突之間，左右各旁開兩寸處。刺激此穴能清熱解表、促進氣血通暢、調節血壓等。

（四）內關穴在腕橫紋上兩寸兩筋的中間。屬手厥陰心包經、通於陰維脈。主治的功能也較廣，能寬胸利膈，治胃、心、心包以及氣機阻滯所致的臟腑、器官等疾病。

（五）足三里穴別稱下陵、鬼邪等。在外膝眼下三寸，脛骨旁開一橫指處。能寬中開鬱，散寒化溼，因此前人把它列為回陽九針穴之一。

（六）豐隆穴在外踝尖上八寸，條口穴外一寸，即脛骨前肌和伸指長肌之間。是炎症要穴，能祛痰和胃、降濁安神，治溼聚生痰等。

（七）太沖穴在足背第一二指骨底之間的骨縫凹陷中。屬足厥陰肝經，能平肝利膽、泄熱理氣，治胸滿脅痛、頭痛目眩、氣化病和與肝經有關的臟腑器官病。

按摩手法：醫者用手指把患者耳廓撥向前方，由耳廓背側根內上方斜向下方用中指端反覆掐壓。

再改用拇指肚從項後風池穴推壓至血壓點和肩井穴，指力要緩慢、均勻，使其頭部有輕鬆感。

接著用手拇指和食指肚相對，分別按拿患者左右內關穴。然後用手拇指肚依次推揉其左右下肢足三里、豐隆和足背處的太沖穴，下肢和足部有放射性痠脹感效果好。

三、陰虛高血壓：

症狀表現：頭暈脹痛、耳鳴健忘、虛煩失眠、眼花咽乾、腰痠腿軟等。

治療原則：滋陰壯腎、舒肝降壓。

取穴重點：降壓溝穴、曲池穴、神門穴、三陰交穴、湧泉穴。

穴位說明：

（一）降壓溝穴在耳朵背側，耳輪腳所形成的溝狀處。血壓高引起頭重腳輕、耳鳴心悸、煩躁眩暈時，刺激耳背處的降壓溝，能達到調和臟腑陰陽、引血下行、舒肝瀉熱、降血壓的作用。

　　（二）曲池穴別稱陽澤、鬼臣。在肘外輔骨、肘骨之中，屈肘橫紋頭上外端凹陷處。能理腸胃、調氣血、解表清熱、利水除溼，治上肢偏癱、腰腿痠軟等。

　　（三）神門穴別稱兌沖、銳中等。在腕橫紋上，尺側腕屈肌腱的橈側緣處。治療範圍較廣，如失眠、健忘、癲痛、痴呆、心煩、頭暈、目眩等。

　　（四）三陰交，別稱太陰、承命、下三里。在下肢內踝尖上三寸，脛骨後緣凹陷中，是保健穴之一。能健脾疏肝、通經理血，治腹脹等。

　　（五）湧泉穴也稱地沖。在足心前三分之一的凹陷處，也是保健穴。能泄熱、滋陰補腎、調養臟腑、強身健體等。

　　按摩手法：一隻手的拇指和食指揪住患者的耳朵往臉方面壓，用另一隻手的拇指指甲由內上方斜向外下方行走的凹溝上下反覆掐壓其降壓溝穴。再用同樣的手法，掐壓患者另一邊耳背處的降壓溝穴，指力要掌握好，以免掐傷皮膚。

　　接下來讓患者屈肘，醫者用手拇指肚和其餘四指對拿其左右肘部的曲池穴，捏拿左右腕部神門穴。用手拇指肚推揉患者的左右下肢三陰交穴和兩足心湧泉穴各，然後兩手掌相對搓熱，用魚際擦左右腳心一會兒。

心臟病的按摩治療

　　心臟病對人類的威脅非常的嚴重。肥胖者更容易誘發心臟病，中年發福就要注意心臟疾病的發生。引起心臟病的主要原因是動脈硬化，而造成動脈硬化的危險因數則主要是高血壓、血脂高、吸菸等因

素，因此心臟病必須引起人們的高度注意。

　　人身上有一條經絡，名手厥陰心包經，它在胸中與腎經相接，向上走至腋窩，直下手指尖。在這條經絡的循行路線上，有很多的穴位都對心臟病有療效，如天泉穴、曲澤穴、內關穴、勞宮穴等，而其中的郄門穴最值得注意。

　　尋找郄門穴的方法如下：將手腕與手肘彎曲，手臂上會出現許多凹凸不平的線條。從手腕中央的凹陷區開始用手指沿著手肘往下按壓，會找到一個壓痛點。用指尖用力按壓此處，同時向內旋轉手腕，痛感會加劇。

　　當你覺得心臟功能不正常時，就用拇指按壓此穴三至五秒的時間，休息一至兩秒，反覆刺激三至五次即可。這樣就可以穩定症狀，並消除胸部不舒服的感覺。不只是對心臟，按壓郄門穴對於血液循環不良也有意想不到的效果。與人爭吵時，或因某些不愉快的事情而怒氣衝衝時，也會感到血往臉上湧，常會臉紅脖子粗。在這種時候只要用力按壓郄門穴，就可以使腦內的血液恢復平衡，臉紅脖子粗的現象也就隨之消失。

　　心臟病患者經常會突然發現自己的心臟跳得很厲害，好像要從胸腔裡蹦出來似的。這時候的當務之急就是把心跳速度降下來，而指壓法正好可以在這裡派上用場：

　　一、用力按壓手掌上的勞宮穴，如果力度不夠，可以用指甲掐，也可以用牙籤刺，直到心跳變慢為止。

　　二、對掐內外關，用力按壓合谷穴，等到心率減慢時再用較輕手法按揉兩分鐘，以鞏固療效。

　　三、用手指按壓兩側眼球，一次三十至四十秒。注意不可按壓的

時間過長，操作時還要密切注意心律的變化。

　　四、用拇指按住脖子一側的頸動脈竇。頸動脈竇左右各一，頸動脈分叉處即是。一般是先壓迫右側，有效則止，如無效再壓迫左側。一次按壓二十至三十秒，注意不要同時按壓兩側。

預防冠心病的小方法

　　冠心病屬於心臟病的範疇，冠心病的主要症狀是心絞痛，一旦發作起來在短時間裡會痛得患者手足發涼，大汗淋漓。以指壓法治療冠心病，不是指望用它救急，而是在病情相對穩定的期間施行，以達到預防的作用。

　　心絞痛在發作後並得到控制時，可以先對患者的肋間加以揉搓，接下來再按揉腋下區，最後點按內關穴區。如果心絞痛後胸悶症狀的嚴重，應在點按內關穴區的同時，以膻中穴為中心加以按揉，用指、用掌均可。

　　有不少的冠心病患者，在心絞痛發作前都有預感。這個時候除了把救急的藥品準備好之外，還應進行自我按壓合谷穴，如果力氣不足，可以改壓為掐，目的是保證這個穴位受到足夠的刺激。

　　這時所要選用的穴位有胸腹部的膻中穴、中脘穴、氣海穴、關元穴，腰部有心俞、肺俞浦高俞、風門，下肢有三陰交，上肢有手三里、尺澤。這些穴位不分順序，只要都按到揉到即可。時間也不限長短，只要有痠脹感即可。每天早晚各一遍，長期堅持就能很好的預防冠心病的突發所帶來的困擾。

解除上肢痠痛的方法

推拿按摩對緩解和消除上肢痠痛不適有很好的效果，同時能夠改善肌肉耐疲勞能力，提高肌肉收縮功能與關節靈活性，可作為日常生活中解除上肢痠痛不適的首選方法。

一、症狀表現：

上肢痠痛主要表現為上肢肌肉、關節痠脹疼痛，壓痛廣泛，局部肌張力增高或軟弱無力，休息後多可緩解，但一般無功能障礙。若因勞力太過，多伴無力感，並有相關症狀伴隨；若為感受寒溼所致，可伴有上肢怕冷、遇冷加重、喜溫或遇熱而緩解等。

二、按摩注意事項：

（一）受術者取坐位，施術者站其前、外側。

（二）對上肢痠痛的推拿按摩多以推、揉、拿、搓、抖、拍、叩等法為主。

（三）手法要連貫，輕重有度，勿強拉硬扯。推、揉、拿應柔和有序，重視經絡與俞穴。

（四）搓、抖著力要通臂動肢。

（五）拍、叩要輕鬆靈巧。諸法配合，快慢輕重適宜。

三、操作方法：以下步驟均

（一）施術者一手握住受術者的腕部，另一手全掌著力，自腕及肩向心性推撫其上肢內外側的肌肉。然後以拇指與其餘四指相對著力，自上而下，循經拿上肢肩臂至腕部三至五遍。

（二）雙手全掌相對著力，自上而下搓揉上肢內外側肌肉，可往返施術三至五遍。

（三）雙手空拳對叩或對拍上肢，往返三至五遍。

（四）雙手全掌相對著力，對搓肩至腕部緊搓慢移，往返施三至五遍。

（五）雙手握住受術者腕部，做快速小幅度的抖動。

（六）最後點按曲池穴、尺澤穴、曲澤穴、手三里穴、內關穴、合谷穴等。

四、功效：

施術後，受術者上肢痠痛消失，自覺上肢溫熱舒適，輕鬆靈活有力。

五、注意事項：

（一）應針對上肢痠痛的誘因，注意保暖或休息，平時應注意鍛鍊。

（二）如伴上肢功能障礙者，應注意做有關檢查、排除相關疾病。

治療腕管症候群的推拿方法

腕管症候群，是指正中神經在腕管內受到壓迫所引起的手指麻木等精神官能症狀，以手指疼痛、麻木和感覺減退為臨床特徵。

推拿時，患者取坐位，前臂置於桌面，掌心向上，腕部墊一脈枕，醫者使用輕柔的小魚際揉法自大魚際部沿橈側向前臂滾動，來回操作約五分鐘。

施一指禪推法和掌揉法於腕管部，同時配合腕關節的橈偏、尺偏運動，共操作五至八分鐘。

醫者一手握住患肢前臂遠端，另一手握住患手，用力相向拔伸，並加以旋轉，約一分鐘。

　　醫者一手握住患者手部，另一手扶住患肩，使肘部彎屈，並囑患者極力放鬆肩與上肢部，然後進行上下和左右的抖法，要求抖動幅度小而頻率高。

　　醫者用雙手掌面夾持患肢腕關節部，做快速搓動，以局部有溫熱感為度。

　　腕管症候群一病，推拿臨床較為常見，必須加以認真對待。推拿治療一般每日一次，治療後應避免腕關節的極度運動，以免影響療效和加重症狀。

小腿抽筋的按摩法

　　推拿治療小腿抽筋應分清緩急，痙攣急性發作時，要先解痙攣，然後施以其他手法治療，治療原則為舒筋解痙、活血止痛。

　　急性發作時的處理方法：先讓患者仰臥在地面上，令他人幫助伸直兩側膝關節，醫者以雙手使患側足背極度背屈，力量不夠時可用腳部踩壓，並持續加壓，一般一至二分鐘即可解除痙攣。

　　緩解期的治療方法：患者俯臥，醫者施揉法，從大腿後側至膕窩，小腿後側至跟骨止，來回滾動，共操作五至八分鐘。

　　醫者一手扶握患者側踝部，使小腿上抬至與大腿垂直，另一手施拿法從足跟至膕窩止，共操作三分鐘。

　　重點點按彈撥承山穴、委中穴、崑崙穴、太溪穴，共二分鐘。

　　暴露患側小腿，塗抹油膏適量，施用掌擦法自膕窩至足跟，以透熱為度。

　　施行膝關節搖法和足踝部搖法後，幫助患者進行八至十次的踝部背屈被動運動。

推拿治療不但能及時解除小腿痙攣，而且可以充分改善小腿排腸肌的供血、供氧狀況，加速其代謝產物的吸收和排泄。

對反覆發作的老年患者或體質虛弱患者，還應加服適當的湯藥（如桃紅四物湯），平時注意休息，不要久站久行久立，切忌患部受涼。

本書中提到的這些小方法只是用於平時的保健和應急，當你覺得身體不舒服的時候，可以一邊輔助著使用這些小方法，一邊趕快就醫才行。

尋醫問藥，來信必答

問：楊教授，最近我睡覺老落枕，請問怎樣按摩才能將疼痛減輕些？

答：落枕為人們的常見病，多因睡眠姿勢的不正確，枕頭高低不合適，使人體的頸部關節、筋肉長時間過度的受牽拉而造成的痙攣，或因脖子受寒所導致。多由於患者的體質虛弱、勞累過度，睡眠時枕頭高低不適，躺臥姿勢不良等因素，使一側肌群在較長時間內處於過度伸展狀態，以致發生痙攣。同時頸背部遭受風寒侵襲也是常見因素，如嚴冬受寒，盛夏貪涼，夜眠時肩部暴露，頸肩部當風，風寒外邪使頸背部某些肌肉氣血凝滯、經絡痹阻，僵凝疼痛，功能障礙。

治療落枕主要是舒筋散寒、調和氣血。肩背部的壓痛點、後溪穴、落枕穴、懸鐘穴等都是按摩的重點。在按摩時醫者重按輕揉患者項、肩、背部壓痛點，再用手拇指肚和中指肚相對，推揉其後溪穴和手臂處的落枕穴，左右手進行，與此同時患者隨著呼吸要活動頭頸。然後對拿患者的左右下肢外踝上懸鐘穴，讓患者做舉臂擺頭的活動。

除此之外，患者要注意頸項部保暖，睡枕也不宜過高。平時還要

多注意頸項部的活動，切勿保持一個姿勢的時間過長。

問：楊老師，我的父母隨著年齡的增大，眼睛越來越不好。最近檢查出患有輕微的白內障，請問能透過按摩的方法來緩解和治療這種症狀嗎？

答：人過半百之後，身體內的新陳代謝的速度變得緩慢，眼睛內的水晶體也就會發生退行性變，變得混濁，瞳孔內呈白色或灰白色，光線無法透過而視力全失，這就是老年性白內障。在白內障發生的一兩年前，就會出現一些徵兆。如肩膀呈現出長期的僵硬狀態，如果老年人身上出現這種症狀，就應馬上進行按壓，以緩和僵硬的狀態，而且能預防白內障的發生。

還有一個簡便的預防辦法，就是每天持續的做眼睛回轉運動二十次，脖子回轉運動五十次。指壓法治療老年白內障，主選穴位有眼部的睛明穴、眉中穴、攢竹穴、承泣穴等。每穴按壓十下，每日兩次即可。

足陽明胃經上連眼部，下接足趾，因而處在這條經絡循行路線上的足三里穴、梁丘穴、太沖穴、太溪穴等對於白內障都有輔助療效。在這些穴位中，最值得注意的是沖陽穴。尋找該穴的要領在於先確定內庭穴。內庭穴在足背第二和第三趾縫間，按壓此處對胃痛、頭痛有效。在內庭穴上邊一點五公分處就是沖陽穴。這裡有動脈透過，因而按壓時應該小心避開。對這個穴位施加的力度如果太小，達不到應有的效果。所以，可以用自製的按摩棒按壓這裡，或者用膠質小錘敲打這裡也會有好的效果。

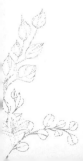

藥食同源，
飲食養生防病抗衰老

　　民以食為天，飲食養生自古以來就是人們重視的養生手段之一。古老的《易經》中就闡述了很多飲食養生的道理。中老年正是由盛轉衰的時期，透過飲食補充身體能量，對於老年人的陰陽平衡，健康長壽是十分重要的。飲食養生不僅要注意補，還要注意根據自己的身體情況來飲食，而不能一味的進補。科學營養的飲食，並且養成良好的飲食習慣，是中老年人需要學習的，懂得食養對於抗老防衰大有裨益。

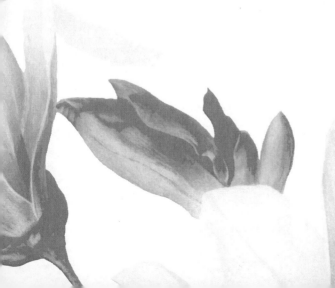

跟著《易經》學食養

　　《易經》中提出了象形、象義食品之說。何謂「象形食品」？象形食品即是指食品的形狀像什麼，那麼它就滋養什麼。譬如核桃的形狀像人的大腦，那麼多吃核桃就可以達到補腦的作用，黑木耳看起來與人的耳朵相似，那麼它就可以滋補耳朵，而腰果的形狀與人的腎相似，所以腰果歷來是補腎的佳品。核桃、黑木耳、腰果就是象形食品。

　　用象形食品可以滋補人體的各個臟器官，而且以臟補臟也歷來是傳統的飲食養生方法。人的身體到一定的年齡層以後，必定會出現老化的現象。這個時候，我們就需要隨時修補人體的五臟。在人體所有的器官中，修補五臟是最為直接的，因為食物進入臟器後，不需要轉化，直接就可以滋補。因此，以臟補臟是修補人體組織最好也是最簡潔的一個方法。

　　很多食品的藥用在生活中都有應用，比如有病人出現尿多、遺尿的症狀，那麼如果用豬的膀胱再對一些白果也同樣可達到治療的作用。

　　中醫認為女性屬陰，男性屬陽，女性以血為本，男性以精為根，如果女人血虛，就可以用豬肝炒胡蘿蔔進行滋補，而男人出現腎虛了，豬腰子對枸杞子，或者腰果炒腰花，再或者山藥燒枸杞子湯，這些食物都可以達到很好的補腎作用。從這一點來說，以臟補臟對男人的效果更佳。如果你的眼睛不好了，那麼就可以透過吃魚的眼睛來補。很多老人經常會腳後跟痛，此時就可以燉一些豬腳，吃了以後，腳後跟就不會那麼痠痛了。所以，各種各樣以臟補臟的方法皆是從象形食品的理論發展而來的。

　　那麼何謂「象義食品」呢？比如生長在北方的、背陰的、水裡的食物，這類食物滋陰；生長在南方的、向陽的、陸地的食物就具有養陽的作用，這類食物就叫做象義食品。那麼，除此之外，還有哪些食物屬於象義食品呢？比如說背陰處的蘑菇、木耳，水中的藕、鴨子，冬天成熟的水稻、白菜、蘿蔔，冬季水中的魚等，它們皆養陰；而養陽的食品通常是長得高的、向陽的食物，如陸上的雞，夏天成熟的如向日葵，向日葵的花盤隨著太陽方向的變化而變化著，所以它也被稱為是太陽之子。再比如夏天成熟的香蕉、石榴、小麥等，這些食品皆是養陽的佳品。像這些滋陰養陽的食物就是象義食品。

　　所以，食物性寒涼，那麼就養陰；食物性溫熱，那麼就養陽，這就是象義食品。出現陰虛或陽虛的人，就可以以此為據，用飲食給自己進行調補。人每天都在進行著各種各樣的活動，那麼就不可能一日沒有損耗，這就決定任何人每天都要進行修補。那麼如何修補呢？這要根據每一個人所處的年齡層的不同而採取不同的修補方法。青少年時期，可以補益為主，中老年時期，則補瀉兼施，而在更年期與青春期這兩個階段，則要注重調養。因此，人們應該根據《易經》的損益理論來決定自己何時需要損，何時需要補。只有這樣，才能達到飲食養生的目的。

　　《易經》的陰陽和五行相結合，所以飲食也與五行相對應，這就是五色與五味。五色是指青赤黃白黑，可以滋補肝心脾肺腎，五味即酸苦甘辛鹹，可滋補肝心脾肺腎。

　　五味分入五臟，各有陰陽偏性。「辛甘發散為陽，酸苦湧泄為陰，鹹味湧泄為陰，淡味滲泄為陽。」人體作為內外統一的有機整體，透過五味、五色調和並且順應五態，就可以調整人的容顏

和身體。

青入肝，所以喝酒時如果配一點青梅子，那麼青色和酸味就會對喝酒者的肝達到雙重的保護作用，從而減少酒精對肝的損害；紅養心，紅色的食品具有活血化瘀的功效，對心臟最有益處，如山裡紅、桃子、紅心蘿蔔、西瓜等；黃養脾，如南瓜、黃豆、玉米等黃色食物就可以達到養脾的作用；而白色的東西養我們的肺，大家都知道，白色的蘿蔔可以化痰，而藕、梨、白色的肉也是可以潤肺養肺；黑色是養腎的，黑色的東西對於補腎、抗衰老是最有效果的，多吃點黑色的食品，如黑豆、黑芝麻、木耳、香菇、黑米、黑魚，可補腎，對於女性抗衰老最有效。

苦入心，性苦的食物可以養心。因此，夏天時，宜多吃一點苦瓜、苦茶、稍苦一點的綠茶等苦性的食物。還有我們常會碰到酸味食品，那些以酸味為主的烏梅、石榴、番茄、山楂、柳丁、均富含維生素 C，不僅可以助消化，還有防癌、抗衰老、降血壓、軟化血管等功效。

《易經》中五色、五味的飲食養生之道是我們獲得健康身體的重要的原則，但這並不是唯一的原則。飲食有寒熱之別，人體也同樣有陰陽之差，如果不注意寒熱、陰陽的調整，那麼同樣也會損害到我們的身體健康。寒傷陽，熱傷陰，所以在進行飲食養生的同時，一定要按照《易經》的陰陽、寒熱理論來調節人體。如果你是體寒者，那麼在平時的日常飲食中，就不能多吃寒的食物；如果你是體熱者那麼就不能多吃熱性的食物。否則，你的體內就會積聚越來越多的有害於身體的毒素。

那麼怎樣來辨別自己是體寒者還是體熱者呢？舌苔白、怕冷、

愛拉肚子的人就屬於寒體，相反，舌苔不白、舌質微紅、怕熱、大便乾、且想喝冷飲的人就是熱體。寒體的人要少吃一些寒性的食物，熱體的人則宜少吃一些性熱的食物。性寒的食物一般是顏色比較發青，或呈綠色、味苦，或生長生活於水中（如鴨子）、陰溼的地方，或於冬季成熟；與之相反，紅色的食物如辣椒、紅棗、紅橘等，味辛辣的食物就偏熱，比如鴨子性寒涼，而生活在陸地上的雞則屬於熱性食物。

因此，我們應根據自己的身體性質來決定自己應該多進食寒性還是熱性食物。透過這種陰陽寒熱和飲食寒涼的調整，便可以調整人體的恆溫度。這樣，我們便可以減少生病的機率，保證身體的健康。比如有的人上熱下涼，有的人卻上涼下熱，這種人在某一階段很熱，而在其他時期卻又涼，這是由於他在某一時期過多進食了熱性的食物，或者過多進食了涼性的食物，從而導致冷熱不協調的情況。所以，這樣的人便要注意飲食的寒溫搭配。比如根據中醫心與小腸相表裡的理論，可以用 3 克葦根、3 克金銀花泡水，讓心火隨著尿液排到體外，那麼像口舌生瘡這類由心火導致的疾病便可得到治療。還有些人容易便祕，而且咳嗽還伴有痰多，這就需要多吃一些通便的。大便如果通了，那麼肺氣也會通，自然就不會再咳嗽了。

這就是《易經》所揭示的關於飲食養生需要注意的寒熱調理原則，其目的是達到陰陽和諧。

《易經》中包涵著很多飲食養生的奧祕，它指導人們如何利用它來保證身體的健康，所以，每一個人都應該關注飲食，關注自己的健康。

父母的飲食要注意葷素搭配

在吃葷、吃素這一問題上，有些中老年人為降低膽固醇和飽和脂肪酸的攝取量，減少肥胖病、高膽固醇血症和冠心病等的發生而常吃素食。但是植物性食物缺少造血的微量元素鈷、錳、鐵、銅等。此外，植物性食物除花生、芝麻、黃豆等油料外，脂肪含量極少，滿足不了人體每天六十至七十克脂肪的必需，而且植物蛋白永遠代替不了動物蛋白。長期素食，蛋白質得不到充分供給，其後果是記憶力下降，易疲勞，精神萎靡，反應遲鈍，也是引起消化道腫瘤和胃癌的原因之一。正確的做法是把植物性食物和動物性食物按合理的比例搭配好。

豐富的蛋白質對正在衰老的身體是十分重要的。而且，有些胺基酸在體內不能合成，必須由食物來補充，所以，中老年人蛋白質的攝取應當能夠維持平衡以及滿足組織修補的消耗。蛋白質應當有一部分動物性蛋白，如：魚、蛋、禽、肉、乳等。患有肝、腎病的中老年人，尤其要限制植物蛋白或不新鮮的動物蛋白。

中老年人每天對脂類的攝取量占膳食的百分之十五左右，要盡量少吃中性油脂，如：牛、羊、豬脂肪；食用含不飽和脂肪酸多的植物油。另外，少吃含膽固醇多的食物，如魚卵、蟹黃、腰子、肝和奶油等。

如果在食用動物類食物中配以充足的蔬菜，使蔬菜裡的鉀、鈣與肉類中的酸性物質中和，不僅可以增添肉味的鮮美，還能清除人體血液中的毒素，維持人體器官的正常功能。飲食中葷素搭配樣樣都吃一點，這才能達到人體「收支」平衡的最佳狀態。在生活水準逐漸提高的今天，飲食不僅僅是為了果腹，還要注重養生。對於中老年

人來說，飲食要葷素搭配，均衡營養，這樣能減少中老年疾病，有益健康。

身體缺乏維生素時吃什麼

維生素是維持肌體健康所必需的一類低分子有機化合物。它不僅是身體健康必需的元素，而且可以美容養顏，延緩衰老。但這類物質由於體內不能合成，或者合成量極少，因此，儘管需要量不多，每日僅以毫克或微克計算，卻都必須由食物供給，否則就會出現缺乏病。所以，中老年朋友要學會自我判斷缺乏哪種維生素。

一、缺維生素 A

主要症狀：指甲出現深刻明顯的白線，頭髮枯乾，皮膚粗糙，記憶力減退，心情煩躁及失眠，夜盲症。

食物來源：全乳製品、動物肝臟、腎臟、雞蛋、魚肝油、芹菜、南瓜、蘿蔔等。

二、缺維生素 Bl

主要症狀：容易導致疲勞、喪失胃口、使皮膚過早衰老，產生皺紋，對外界刺激比較敏感，特別容易不安和易怒，小腿有間歇性的痠痛，記憶力減退。

食物來源：全麥麵包、糙米、胚芽米、胚芽麵包、豬肉、肝臟及鰻魚肝、花生、芝麻、海苔片等。

三、缺維生素 B2

主要症狀：嘴角破裂潰爛，出現各種皮膚性疾病，手腳有灼熱感

覺。對光有過度敏感的反應。

食物來源：動物的肝臟、菌類、魚類、雞蛋和牛奶等。

四、缺維生素 B3

主要症狀：舌頭紅腫，口臭，口腔潰瘍，情緒低落。

食物來源：全麥製品、糙米、綠豆、芝麻、花生、香菇、紫菜、無花果、乳品、蛋、雞肉、肝、瘦肉、魚等。

五、缺維生素 B6

主要症狀：舌苔厚重，嘴唇浮腫，頭皮特多，口腔黏膜乾燥。

食物來源：小麥麩、麥芽、動物肝臟與腎臟、大豆、美國甜瓜、高麗菜、糙米、雞蛋、燕麥、花生、胡桃等。

六、缺維生素 B12

主要症狀：行動易失平衡，身體時有間歇性不定位置痛楚，手指及腳趾痠痛。

食物來源：肝、腎、肉類、乳製品、魚、貝類和蛋類等。

七、缺維生素 C

主要症狀：傷口不易癒合，虛弱，牙齒出血，舌苔厚重。

食物來源：蘆筍、豌豆、毛豆、菠菜、青椒、馬鈴薯、番茄、柑橘類水果等。

八、缺維生素 D

主要症狀：骨頭和關節疼痛，肌肉萎縮，失眠，緊張以及痢疾腹瀉。

食物來源：鱈魚肝臟中的油脂，大比目魚、劍魚、鮪魚、沙丁魚以及青魚等的魚肝油，奶類，肝臟以及蛋類食品。

這些食物保五臟

正常情況下，人體的五臟處於動態平衡狀態，各臟腑組織器官才能正常運作，保持身體的健康。但是在現實生活中，很多中年朋友由於工作緊張、心理壓力大、家庭負擔重、飲食不合理、運動量減少等各方面的影響，許多人忽略或無法維持這種動態平衡，往往飲食營養不均衡，排便次數減少或時間延長，從而造成毒素的蓄積，引起五臟不適，多種疾病隨之而來。所以中年朋友應當及早認識到「排毒」的重要性。

及時排除體內的有害物質及過剩營養，保持體內清潔是中年朋友們保養五臟，維持身體健康的重要保障。很多食物都是排毒武器，它們是五臟的衛士。

一、腸道排毒

腸道能夠迅速排除各種毒素，但是如果出現消化不良，則會造成毒素停留在腸道內，被腸道再次吸收，給人體造成損害。能幫助消化系統排毒的有蒟蒻、黑木耳、海帶、豬血、蘋果、草莓等眾多食物。

其中，蒟蒻是有名的「胃腸清道夫」、「血液淨化劑」，能清除腸壁上的各種廢物；黑木耳中含有的植物膠質有較強的吸附力·可吸附殘留在腸道內的雜質和體內其他汙染物質；海帶中的褐藻酸能減緩腸道吸收放射性元素鍶的速度，使鍶排出人的體外，具有預防白血病的功效；豬血中的血漿蛋白被消化液中的酶分解後，產生一種解毒和潤

腸的物質，能與侵入人體內的粉塵和金屬微粒反應，轉化為人體不易吸收的物質，直接排出體外；蘋果中的半乳糖荃酸有助於排毒，果膠則能避免食物在腸道內腐化。

二、肝臟排毒

肝臟是人體中重要的解毒器官，各種毒素經過肝臟後，就會變成無毒或低毒物質。可以有助於肝臟排毒的食物有胡蘿蔔、大蒜、葡萄和無花果等。

三、腎臟排毒

腎臟也是人體中排毒的重要器官，它對血液中的毒素和蛋白質分解後產生的廢料進行過濾，並透過尿液排出人的體外。可以有助於腎臟排毒的有黃瓜、櫻桃等蔬菜水果類食物。除此之外，還有其他許多食物也能達到很好的排毒效果。如蜂蜜、芹菜、苦瓜、綠豆、茶葉等。

哪些食物讓父母越吃越年輕

人進入中年以後，皮膚開始失去彈性，臉部皺紋逐漸增多，老年斑也悄悄出現，頭髮變白、脫落以及體態發生變化等。所以，中年人應注意身體及容貌的保養，以積極的心態向衰老挑戰。而飲食的調養，是延緩衰老，美容護膚以及改善自身不良狀況最有效的手段之一。因此，中年朋友在照顧家庭幸福和追求事業輝煌的同時，應多給自己幾分關愛，吃出健康，吃出年輕。

中年時期多吃以下幾類食物，會讓你越吃越年輕：

一、魚類

魚肉中含有磷、硒、鈣等人體必需的礦物質，可延緩衰老，防止骨質疏鬆症的發生。魚肉中還含有豐富的胺基酸，可以促進人體蛋白質、酶、激素的合成，構成肌體活動和調節的物質基礎。因此，中年朋友要多吃魚。

二、豆類

大豆中含有豐富的維生素 E，可以防止氧化脂肪生成，延緩衰老並降低血清膽固醇，防止動脈粥狀硬化；大豆中含有豐富的優質蛋白，並且有多種人體必需的胺基酸，以精胺基酸及賴胺基酸為多，是人體合成蛋白質的重要原料；大豆中的磷可以補充腦的需要，鐵、鈣含量十分豐富，可以防止貧血和骨質疏鬆。這些對中年人保持健康肌體是十分必要的。

三、菌類

菌類中如香菇、蘑菇、木耳、銀耳等含有多種胺基酸，含三十多種酶及維生素，能夠提高肌體抗病毒、抗血栓形成及防止動脈硬化和抗癌的能力。所以，經常吃些菌類食物，對中年人來說是大有益處的。

四、藻類

藻類食物中含有豐富的碘，可以預防碘缺乏症，有利於能量代謝。紫菜、海帶等藻類食物，含有藻膠酸、海帶胺基酸、鉀、磷、鈣、胡蘿蔔素和維生素 B1、B2、C、P 及多種胺基酸，具有軟化血管、預防冠心病、腦動脈硬化、腫瘤和老年痴呆等作用。

補氣藥膳給父母充足的體力

　　氣虛之人體質多表現為體倦乏力，臉色蒼白，語聲低怯，常自汗出，且動則尤甚，心悸食少，舌淡苔白，脈虛弱，若患病則諸症加重，或伴有氣短懶言、咳喘無力；或食少腹脹、大便溏泄；或脫肛、子宮脫垂；或心悸怔忡、精神疲憊；或腰膝痠軟、小便頻多，男子滑精早洩、女子白帶清稀。一般舌體胖大，邊有牙齒印，舌淡苔白，脈弱。

　　常用的補氣的食物可選用小米、粳米、糯米、蕎麥、扁豆、菜花、胡蘿蔔、香菇、豆腐、馬鈴薯、地瓜、牛肉、豬肚、雞肉、雞蛋、鱸魚、鯊魚、黃魚、比目魚等。這些食物都有很好的健脾益氣作用。「養生之要當以食為本」。氣虛之體質者，當選用一些補氣藥膳進行補養。

黃芪粥

【原料】黃芪二十克，粳米五十克，紅糖適量。

【製作】先將黃芪加水煎至一百毫升左右，去藥渣留取藥汁，放粳米於藥汁中，再加水約三百毫升，文火慢熬成粥，食時加入紅糖。

【用法】每日早、晚溫熱服食。

【功效】補氣升陽，固表止汗，利水消腫，托毒生肌。適用於氣虛所致的倦怠乏力，氣短懶言，食少便溏，久瀉脫肛，自汗盜汗，癰腫瘡瘍之膿成不潰，或潰久不收口；脾陽氣虛，水溼不運所致的小便不利，肢體浮腫，白帶白濁及胃下垂、子宮脫垂、肝下垂、腎下垂、慢性肝炎、慢性腸炎等而屬脾氣虧虛者。感冒發熱期間及陰虛火旺者，均不宜食用。（本品生用偏於益衛固表止汗，利水消腫，托毒生肌；蜜炙黃芪能增強補中益氣的作用）

山藥粥

【原料】山藥三十克，糯米五十克，白砂糖適量。

【製作】先將山藥刮去外皮，切片晒乾，與糯米同置砂鍋內，加水用文火煮至粥開汁稠，以表面有粥油為度，後放入砂糖。

【用法】每日早、晚溫熱服食。

【功效】健脾養胃，補肺益腎。適用於脾胃氣虛所致的形體瘦弱，四肢倦怠，食慾不振，消化不良，便溏久瀉，小兒營養不良，白帶量多；肺氣虧虛所致的氣短咳嗽，動則喘促，自汗乏力；腎氣虧虛所致的遺精遺尿，消渴多尿及慢性腎炎、糖尿病、慢性支氣管炎等而屬肺腎氣虛者。

蘿蔔餅

【原料】白蘿蔔兩百五十克，麵粉兩百五十克，瘦肉一百克，精鹽、菜油、生薑、蔥各適量。

【製作】將白蘿蔔洗乾淨，切成細絲，用菜油炒至五成熟，備用。豬肉剁細，加精鹽、薑蔥末與蘿蔔絲調和成餡子。將麵粉加水適量，和成麵糰，分成若干小團，擀成薄片，將餡子填入，製成夾心小餅，烙熟即成。

【用法】作主食。

【功效】健脾益氣，消食化痰。適用於脾胃氣虛所致的食慾不振，消化不良，脘腹飽脹，食後尤甚，咳喘痰多，小便不利等。

清蒸人參雞

【原料】人參十五克，母雞一隻，火腿二十克，水發筍乾十五克，水發香菇十五克，精鹽、米酒、味精、蔥、生薑、雞湯各適量。

【製作】將母雞宰後，退淨雞毛，剖除內臟，放入開水鍋裡燙一

下，用涼水洗淨；將火腿、筍乾、香菇、蔥、生薑均切成小片或小段。將人參用開水泡發，上籠蒸三十分鐘，取出。將雞放在盆內，放入人參、火腿、筍乾、香菇、蔥、生薑、精鹽、米酒、味精，添入雞湯，以淹沒過雞為度，上籠用武火蒸熟透。將蒸爛熟的雞放在大碗內，將人參（切碎）、火腿、筍乾、香菇擺在雞肉上，將蒸雞的湯倒在勺裡，置火上燒開，撇去浮沫，調好口味，澆在雞肉上即成。

【用法】佐餐食用，適量。

【功效】大補元氣，生津安神。適用於元氣虧虛，陰津不足所致的形瘦體弱，神疲氣短，四肢無力，頭暈目眩，不思飲食，口淡乏味，心悸不寧，常自汗出，失眠健忘，陽痿不舉，夜頻尿多等。感冒期間不宜食。

羊肺湯

【原料】羊肺一具，柿霜、杏仁、綠豆粉各三十克，白蜂蜜六十克。

【製作】先將杏仁去皮後研成細末，用柿霜、綠豆粉裝入碗內，倒入蜂蜜調勻，加入適量清水，和成濃汁狀，備用。將羊肺擠盡血汙，用清水沖洗乾淨，再將藥汁灌入肺內，裝碗後加水適量，隔水蒸熟，取出後將碗中湯汁澆注在肺上即成。

【用法】佐餐食用，適量。

【功效】益氣養陰，止咳平喘。適用於肺氣陰兩虛所致的形體消瘦，精神疲乏，心悸喘促，咳嗽不寧，口唇乾燥，以及肺結核、老年慢性支氣管炎、肺氣腫、肺源性心臟病等而屬肺氣陰虧虛者。

補血藥膳讓父母精神煥發

　　血虛是指血液不足或血的濡養功能減退出現一些變化。若血虛不能充養身體，則出現臉色無華，視物不明，四肢麻木，皮膚乾燥等病理變化。血虛不能完全等同於現代醫學所講的貧血。血虛體質之人，臨床常易表現為臉色蒼白無華、口唇淡白、頭暈眼花、舌質淡白、脈細無力、婦女月經量少、延期，甚至閉經等症狀。

　　常用於補血的食物有黑米、芝麻、蓮子、龍眼肉、荔枝、桑葚、蜂蜜、菠菜、金針菜、黑木耳、蘆筍、番茄、牛奶、烏骨雞、羊肉、豬腳、豬血、鵪鶉蛋、甲魚、海參等。也可以選用適合自己的藥膳：

龍眼肉粥

　　【原料】龍眼肉十至十五克，紅棗三至五枚，粳米五十克，紅糖適量。

　　【製作】先將龍眼肉用溫水浸泡片刻，大紅棗洗乾淨，後同放入砂鍋內，加水四百毫升左右，用文火熬至微滾到沸騰後約十分鐘，見粥稠，表面有粥油形成即停火，再燜五至十分鐘即成。

　　【用法】每日晨起空腹和睡前各溫服一次。

　　【功效】補血安神，益氣健脾。適用於心血虧虛、心脾氣血兩虛所致的心悸心慌，失眠健忘，氣短神疲，頭暈眼花，神經衰弱等。感冒時及胸悶腹脹，舌苔厚膩者，不宜服。

益壽鴿蛋湯

　　【原料】枸杞子十五克，龍眼肉十二克，黃精十五克，冰糖三十克，鴿蛋兩顆。

　　【製作】將枸杞子、龍眼肉、黃精洗乾淨，黃精切碎，同入砂鍋

加清水約七百五十毫升，煮沸十五分鐘後，再把鴿蛋打破下入鍋內，同時放冰糖，稍煮片刻即成。

【用法】佐餐食用。

【功效】益精血，補肝腎，抗衰益壽。適用於肝腎精血虧虛所致的形瘦體弱，臉色萎黃，頭暈眼花，視物模糊。中老年常服，能抗衰延年益壽。

胡蘿蔔炒豬肝

【原料】胡蘿蔔兩百五十克，鮮豬肝兩百五十克，生薑、味精、精鹽、菜油各適量。

【製作】將胡蘿蔔、薑、豬肝分別洗乾淨，蘿蔔、薑切絲（或片），豬肝切片。將炒鍋置武火上，下菜油燒紅，先放胡蘿蔔、薑絲炒至將熟時，再下豬肝片，翻炒至剛熟時，調入味精、精鹽即成。

【用法】佐餐食用。

【功效】補血明目養肝。適用於肝血虧虛所致的兩目昏花，視物模糊，及維生素 A 缺乏症。

龜肉燉枳殼

【原料】龜肉兩百五十克，炒枳殼十五克，味精、精鹽各適量。

【製作】將龜肉洗乾淨，切成小塊；枳殼用紗布袋裝好，與龜肉同入砂鍋，加水適量，先以武火燒開，後用文火慢燉，至龜肉熟爛時，除去藥袋，加入味精、精鹽調味即成。

【用法】佐餐適量食用。

【功效】滋陰養血。用於陰虛潮熱盜汗，腰膝痠軟。

當歸酒

【原料】當歸六十克，米酒七百克。

【製作】將當歸切成均勻薄片，置入乾淨瓶中，倒入米酒，加蓋密封，置放於陰涼處。每日搖動數下，經七日後，靜置澄明即可取用。

【用法】每日早、中、晚各溫飲二十至三十毫升。

【功效】補血，和血，止痛。適用於血虛經脈失養所致的手足麻木不仁，痙攣屈伸不利，筋骨關節經常疼痛，活動不靈，頭痛抽掣。胸悶身重，腹脹苔膩，泛惡欲嘔之溼濁中阻，及大便溏泄者，均不宜服。若疼痛部位遊走不定之兼有風邪首，可加防風二十克浸製，其效更佳。

補陰藥膳讓父母益壽延年

陰虛體質，是指常有虛火的一類體質，由於精、血、津液等物質的虧耗，陰虛不能制陽，導致陽熱相對偏亢，身體處於虛性亢奮的一種狀態，使人適應能力減弱，身體容易衰老。臨床常表現為形體消瘦、面紅潮熱、五心煩熱、口乾咽燥、盜汗遺精、心煩眠少、舌紅少苔，脈細數，不耐春夏，多喜冷飲等。

陰虛體質的飲食調理的原則是滋陰替陽。常選擇的食物如糯米、綠豆、豆腐、甘蔗、桃子、銀耳、蔬菜、水果、烏賊、龜、鱉、海參、鮑魚、螃蟹、牛奶、牡蠣、蛤蜊、海蜇、鴨肉、豬皮等。這些食品性味多甘寒性涼，皆有滋補身體陰精的功效。以下為推薦補陰藥膳：

生地粥
【原料】新鮮生地一百五十克，粳米五十克，冰糖適量。

【製作】先將生地洗乾淨，用紗布包好搗爛擠汁備用。將粳米入

砂鍋，加水五百毫升，以文火煮粥，待粥將熟時，調入生地黃汁，加入冰糖，攪勻稍煮片刻即可。

【用法】每日早、晚稍溫服食。

【功效】養陰生津，清熱涼血。適用於溫熱病後心煩口渴，唇舌乾燥，午後低熱，骨蒸癆熱，吐血衄血，便血尿血，血崩下血，大便乾結等。脾胃虛寒之便溏泄瀉者不宜服。服用本粥時，忌吃蔥白、韭白、薤白及蘿蔔。

百合粥

【原料】百合三十克，糯米五十克，冰糖適量。

【製作】先將百合剝皮去鬚，洗乾淨後切碎，與糯米同入砂鍋，加水四百毫升左右，以文火熬煮至米爛湯稠，待粥將熟時，加入冰糖攪勻，稍煮片刻即可。

【用法】每日早、晚餐溫熱服食。

【功效】潤肺止咳，養心安神。適用於心、肺陰津虧虛所致的久咳乾咳，痰中帶血，咽喉乾癢；以及老年慢性支氣管炎、肺氣腫、肺結核、支氣管擴張屬津虧燥熱者。外受風寒所致咳嗽及脾胃虛寒所致的脘腹冷痛，便溏泄瀉者，均不宜服。

鵝肉補陰湯

【原料】鵝肉兩百五十克，豬肉兩百五十克，太子參三十克，淮山藥三十克，北沙參十五克，玉竹十五克，味精、精鹽各適量。

【製作】將鵝肉、豬肉洗乾淨，切成小塊；山藥、沙參、玉竹、太子參用紗布袋裝好，紮緊口備用。將藥袋與鵝肉、豬肉同入砂鍋，加水適量，先以武火燒開，後用文火慢燉，待肉爛熟後，撈去藥袋，加入味精、精鹽調味即成。

【用法】佐餐食用，適量。

【功效】滋陰益氣。適用於氣陰虧虛所致的神疲氣短，形體消瘦，食慾不振，消渴多飲，心煩不寧，動則汗出氣促，唇舌乾燥，乾咳聲低，咽喉癢痛等。

燕窩洋參湯

【原料】燕窩十克，西洋參八克。

【製作】將燕窩用細紗布包紮好，與洋參同入砂鍋，加水適量燉湯服飲。

【用法】可每日早、晚溫熱服用。

【功效】滋陰潤燥，益氣補中。適用於氣陰兩虛所致的神疲氣短、煩渴欲飲、心煩失眠、心悸不寧、自汗盜汗、乾咳不止、咽喉乾燥、聲音嘶啞、乾嘔呃逆、食慾不振等。

葡萄酒

【原料】鮮葡萄三千克，糯米五千克，酒麴三百克。

【製作】將葡萄洗乾淨，裝入罈中，輕輕搗破，加水五千克，置火上煮數百沸，取下待冷，備用。將酒麴細碎，備用。將糯米加水適量，置鍋中蒸熟，待冷後倒入藥罈內，加入酒麴，用木質或竹小杆攪拌均勻，加蓋密封，勿使洩氣，置保溫處。經十四天後開封，嘗味甜可口，便可壓榨，濾去糟渣。再用細紗布過濾一遍，儲入乾淨瓶中。

【用法】每日早、中、晚各溫飲二十至三十毫升，或隨量飲服。

【功效】滋陰補血，益氣健脾開胃。適用於陰血虧虛，臉色無華，肌膚粗糙，少氣無力，食慾不振等。胃脘常冷痛、瀉泄者不宜服。

補陽藥膳讓父母神采飛揚

所謂陽虛，是指身體陽氣不足，即俗稱「火力不足」，機能減退或衰退，反應低下，代謝熱量不足的一種體能狀態。陽氣不足，一般以脾腎陽氣虛為主，其臨床表現常出現平時怕寒喜暖，手足不溫，口淡不渴，喜熱飲食，飲食生冷則易腹痛腹瀉，或胃脘冷痛，腰膝冷痛，小便清長，大便溏薄，舌體胖嫩，舌苔白滑，脈象沉溺等。

陽氣虛弱宜適當多吃一些溫腎壯陽的食物。常用補陽的食物可選用羊肉、豬肚、雞肉、帶魚、黃鱔、蝦（龍蝦、明蝦、青蝦、河蝦等）、刀豆、核桃、栗子、韭菜、茴香等，還可選用適合自己的藥膳進行調養。

鎖陽粥

【原料】鎖陽十五至二十克，粳米五十至八十克。

【製作】先將鎖陽煎取濃汁，去渣將藥汁與粳米同入砂鍋，再加水適量，以文火煮成粥。

【注意】感冒期間及陰虛火旺者，不宜服。

【用法】每日早、晚溫熱服用，五至七天為一個療程。

【功效】壯陽補腎。適用於腎陽虧虛所致的陽痿不舉、腰膝痠冷、遺精早洩等。

桂參粥

【原料】人參三克（或黨參十五至二十克），桂枝十克，紅棗十至十五枚，粳米一百克，白砂糖適量。

【製作】先將人參（或黨參）、桂枝、紅棗共以水煎取濃汁，去渣後將藥汁與粳米同入砂鍋，再加水適量，以文火煮粥，待粥將熟時，

放入白糖攪勻，稍煮片刻即可。

【用法】每日早、晚溫熱服食。

【功效】溫補心脾。適用於心脾陽氣虧虛所致的心悸怔忡，形寒怕冷，手足不溫，臉色不華，食慾不振，脘腹滿悶，便溏瀉泄，小便不利等。

米酒杜仲腰花

【原料】杜仲十五克，豬腎兩百五十克，米酒、醬油、豬油、醋、蔥、生薑、大蒜、花椒、白砂糖、溼澱粉、味精、精鹽各適量。

【製作】將豬腰對剖成兩半，除去腰臊筋膜，沖洗乾淨，切成腰花；將杜仲放入鍋內，加清水適量，熬成約五十毫升藥汁，將薑、蔥洗淨泥沙，薑切成片，蔥切成節，備用。用藥汁的一半，加入米酒、溼澱粉和精鹽，拌入腰花，再加白糖，調合均勻備用。將炒鍋置武火上，倒入豬油和菜油燒至八成熱時，放入花椒，投入腰花、蔥、薑、蒜，快速炒散，放入味精、醋，翻炒均勻即成。

【用法】佐餐食用，適量。

【功效】補肝腎，壯筋骨，降血壓。適用於肝腎陽氣虧虛，精血不足所致的腰膝痠痛、痿軟無力、陽痿不舉、精子稀少、遺精遺尿、夜頻尿多、耳鳴眩暈、四肢關節痺痛、麻木屈伸不利、性功能低下、腰肌勞損等而屬腎虛者。

蛤蚧酒

【原料】蛤蚧一對，白酒一千克。

【製作】將蛤蚧去掉頭足，粗碎，裝入乾淨瓶中，倒入白酒，加蓋密封，置放於陰涼處。經常搖動數下，經十天後，用細紗布過濾一遍，即可取飲。

【用法】每日早、晚各飲服十五至二十毫升。

【功效】溫腎補肺，益精血，定咳喘。適用於腎陽虛所致的陽痿不舉，遺精滑泄，經閉不行；肺腎陽氣虧虛所致的神疲氣短，虛勞久咳，動則喘促，腰膝痠冷，小便淋瀝不盡，或咳則小便出等。老年慢性支氣管炎、支氣管哮喘、肺氣腫等而屬腎陽虛者。感冒及發熱飲冷，舌紅苔黃，便結尿黃之實熱咳喘，均不宜服。此藥酒中的蛤蚧為乾品，亦可用鮮品，配製時將鮮蛤蚧剁去頭足，剖肚去掉內臟，切成碎塊浸入酒中三十天後便可取飲。不善飲白酒者，可改用黃酒配製。

鹿骨酒

【原料】鹿骨一百克，枸杞子三十克，白酒一千五百克。

【製作】將鹿骨搗碎，枸杞子拍破，置於乾淨瓶中，倒入白酒，加蓋密封，置陰涼乾燥處。隔日搖動數下，經十四日後，靜置澄明，即可取飲。

【用法】每日早、晚各飲服十至十五毫升。

【功效】壯陽氣，強筋骨。適用於陽氣虧虛所致的形體消瘦，怯弱怕冷，腰膝痠冷，四肢不溫，麻痺冷痛，筋骨痿軟，足跟疼痛，行走無力，陽痿不舉，頭暈眼花，視物模糊等。筋骨關節局部紅、腫、熱、痛及性慾亢進者，均不宜服。

明目養眼保健藥膳

中老年人，多數有眼睛疲勞或是視物昏花的感覺。中醫理論認為，肝開竅於目，眼睛與全身臟腑經絡關係密切，眼睛的保健除要注重局部外，也要有全身觀念。對於眼睛的保健，除了多接近大自然，多看遠處及綠色植物，日常生活中也要讓眼睛有足夠的休息時間。透

過飲食，多吃富含維生素 A 的食物，如紅蘿蔔、海藻、綠色蔬菜、魚肝油、動物肝臟等，因維生素 A 缺乏時易引起視覺障礙、眼睛疲勞、眼屎多、角膜紅腫等症。推薦以下幾款藥膳：

參杞粥

【原料】人參三至五克（或黨參十五至二十克），枸杞十五克，紅棗五至十枚，粳米一百克，紅糖適量。

【製作】將人參切碎，枸杞、紅棗洗乾淨，與粳米同入砂鍋，加水適量，以文火煮粥，待粥將熟時，加入紅糖，攪勻稍煮片刻即可。

【用法】每日早、晚溫熱服食。

【功效】補血養肝明目，益氣健脾止瀉。適用於血虛氣虧所致的頭暈眼花，視物模糊，臉色萎黃，神疲氣短，食慾不振，便溏腹瀉，手足麻木，心悸心慌，月經量少，顏色淺淡等。

豬肝蛋粥

【原料】豬肝、大米各五十克，雞蛋一個，精鹽、薑末、味精各適量。

【製作】將豬肝切碎，與大米一起煮粥，將熟時，打入雞蛋液，並加精鹽、薑末、味精等作料，調勻，稍煮即可。

【用法】空腹溫熱食。

【功效】養肝明目。適用於肝虛夜盲及目昏等病症。

大米榛仁粥

【原料】榛子仁三十克，枸杞子十五克，大米五十克至一百克。

【製作】將榛子仁搗碎，與枸杞子同煎取汁，後入大米煮為粥。

【用法】每日早、晚空腹溫食。

【功效】養肝，明目，益腎。適用於肝腎不足所引起的視物昏花

等病症。

蘿蔔枸杞玉米粥

【原料】蘿蔔兩百五十克，枸杞子二十克，玉米粉十克。

【製作】將蘿蔔、枸杞子洗淨，玉米粉加入少許水調成糊。蘿蔔切成細塊與水共入鍋，旺火煮沸後加枸杞子、玉米糊入內，並邊下邊攪，再煮沸後改用文火煨至玉米糊熟即成。

【用法】每日食二次，早、晚各一次。

【功效】補腎，養血，明目，並有消食利氣、寬中的作用。其中蘿蔔又名萊旅，富含胡蘿蔔素，生搗汁飲，有治糖尿病的功效；患偏頭痛用汁滴鼻（痛的對側）也有效；常食蘿蔔粥可健身，保護眼睛。

蘿杞燉鴨肝

【原料】蘿蔔兩百五十克，枸杞子二十克，鴨肝一百五十克，蔥段、薑片各六克，豬油一百克，米酒六毫升，精鹽少許。

【製作】將蘿蔔洗淨，去皮，切成絲，煮熟；枸杞子洗淨；鴨肝洗淨後切成薄片，放入開水中汆透。將鍋置中火上，放入豬油並加適量水及蔥段、薑片、米酒、精鹽、蘿蔔絲、枸杞子，並改用旺火燉至汁濃再放入鴨肝，翻炒至熟即起鍋。

【用法】食肉，飲湯，單食或佐餐食用，分一至二次食完。

【功效】具清肝明目之效，富含維生素A。適用於目乾澀、多淚、視物模糊、視力下降者。

雞肝決明子蛋湯

【原料】雞肝五十克，決明子十克，白芍二十克雞蛋一個，味精、精鹽各適量。

【製作】將雞肝洗乾淨，切成片；決明子、白芍入砂鍋，加水適

量，煎取藥汁，以藥汁為湯燒開後，下入雞肝片，打入雞蛋，加入味精、精鹽調味即成。

【用法】佐餐食用，適量。

【功效】養肝明目。適用於肝血虛所致的目暗昏花，視物模糊，以及夜盲症而屬肝血虛者。

枸杞熟地酒

【原料】枸杞子兩百五十克，熟地黃三百克，白酒一千五百毫升。

【製作】將上述兩藥共搗碎，置於淨瓶中，用白酒浸泡，密封，經十五天開封，去渣備用。

【用法】每日早、晚各一次，每次空腹溫飲十毫升至二十毫升。

【功效】補精益腎，滋陰，養肝明目。適用於視物模糊、陽痿遺精、腰膝痠軟、煩熱頭痛等病症。勿食香菜、蔥、蒜。

烏髮護髮藥膳

老年人頭髮變白是一種生理現象。但古人認為：發為血之餘，意思是說頭髮的生長與脫落、潤澤與枯槁，主要依賴於腎臟精氣之充衰，以及肝臟血液的濡養。人在青壯年時肝的氣血充盈，所以頭髮長得快且光澤，而到了年老體衰時則精血多虛弱，毛髮變白而枯落，其直接原因是脾胃提供的營養不足所造成的。

因此，為了預防早生的白髮，中老年人注意飲食營養。主食可常食紫珠米、黑豆、紅豆、青豆、紅菱、黑芝麻、核桃等；蔬菜類常食胡蘿蔔、菠菜、紫蘿蔔頭、紫色高麗菜、香菇、黑木耳等。動物類常食烏骨雞、牛羊豬肝、甲魚、深色肉質魚類、海參等。水果類常食紅棗、黑棗、柿子、桑葚、紫葡萄等。總之，凡具有深色（綠、紅、

黃、紫）的食物都含有自然界的植物體與陽光作用而形成的色素，可以補充人體的色素，對頭髮色澤的保健有益。另外注意保證充足的蛋白質、維生素等。多吃植物油，少吃動物類油脂，少吃白糖，可以用蜂蜜或紅糖少量代替。嚴重白髮，要及時治療，保持心情舒暢，不要過度緊張、勞累。下面推薦一些烏髮護髮的藥膳：

製黑豆

【原料】黑豆五百克，山茱萸十克，茯苓十克，當歸十克，桑甚子十克，熟地黃十二克，補骨脂十克，菟絲子十克，旱蓮草十克，五味子八克，枸杞子十二克，地骨皮十克，黑芝麻十克，精鹽八十克。

【製作】將黑豆用溫水浸約三十分鐘備用。將以上中藥裝入紗布袋內，紮緊口放入鍋內，加水適量煎煮，每半小時取藥汁一次，放入另一盆中，再加水煎煮，如此共取藥汁四次，合併藥汁放入鍋內。將黑豆倒入盛有藥汁的鍋裡，放入精鹽，先以武火將藥汁煮沸，後改用文火煎熬，至藥汁涸乾即停火。將黑豆晒乾，儲藏瓶中備用。

【用法】每天不拘時隨量嚼食。

【功效】滋陰益精，明目烏髮，強筋壯骨。適用於肝腎陰虛所致的形體消瘦、頭暈目眩、兩眼乾澀、視物模糊、視力減退、鬚髮早白、稀疏易脫、枯燥無澤、耳鳴耳聾、腰痠膝軟、筋骨無力等。

烏髮湯

【原料】熟地黃三克，淮山藥三克，丹皮兩克，棗皮兩克，澤瀉一點五克，當歸兩克，紅花一克，天麻兩克，制首烏五克，菟絲子三克，側柏葉一克，黑豆十克，黑芝麻五克，核桃仁三克，羊肉五百克；羊頭一個，羊骨五百克，味精、精鹽各適量。

【製作】先將羊骨、羊頭洗乾淨打碎；羊肉洗淨，放入沸水鍋內

余去血水，與羊骨、羊頭塊同入鍋內，將羊骨墊底。將以上藥物用紗布袋裝好，紮緊口放入鍋內，加入適量清水。將鍋置火上，先用武火將湯煮沸，撇去浮沫，撈出羊肉切成片後，再放入鍋中，以文火燉至羊肉爛熟，撈去藥袋不用，加入味精，精鹽調味即成。

【用法】去骨吃肉，每日適量。

【功效】益精血，補肝腎，烏鬚髮。適用於肝腎血虛所致的鬚髮早白，稀疏易脫，頭髮枯燥不澤等。

烏麻黑髮湯

【原料】黑芝麻、梧桐各十克，何首烏、熟地黃各十五克。

【製作】將以上四味水煎，去渣，取汁。

【用法】每日一劑，分三次飲完。

【功效】滋陰養血，烏須黑髮。適用於治療白髮。

當歸杞子湯

【原料】雞肉兩百五十克，制首烏十五克，全當歸十五克，枸杞子十五克，味精、精鹽各適量。

【製作】將雞肉洗乾淨，切成小塊；制首烏、當歸、枸杞子用紗布袋裝好，紮緊口備用。將藥袋與雞塊同入砂鍋，加水適量，先以武火燒開，後用文火慢燉，至雞熟爛時，除去藥袋，加入味精、精鹽調味即成。

【用法】佐餐食用，適量。

【功效】補益精血。適用於肝腎血虛所致的形瘦體弱，臉色萎黃，腰膝痠軟，頭暈眼花，視物模糊，鬚髮早白，稀疏易脫，肢體麻木，月經量少色淡，爪甲枯脆等。

三子豬腰湯

【原料】豬腎兩個，菟絲子五克，桑葚三十克，韭菜子十五克，生薑一片。

【製作】豬腎切開後去油脂，洗淨，切厚片；菟絲子、桑葚、韭菜子、生薑洗淨。全部用料放入燉盅內，加開水適量，蓋好，隔水燉三小時。

【用法】調味後隨量食用。

【功效】補腎益精，烏髮養顏。

芝麻黑豆泥鰍湯

【原料】泥鰍五百克，黑豆、黑芝麻各六十克，植物油少許。

【製作】將黑豆、黑芝麻洗淨；泥鰍放入盛有冷水的鍋內，加蓋，加熱燙死，洗淨，瀝乾水後下油鍋煎至略黃。把全部用料放鍋內，加清水適量，武火煮沸後，文火煲至黑豆熟。

【用法】調味後隨量食用。

【功效】補腎健脾，養血生髮。若平素胃寒者，黑豆、黑芝麻可炒後再用。食黑豆腹脹者，可加少許陳皮同煲，以行氣消脹。

何首烏煮雞蛋

【原料】何首烏一百克，雞蛋三個，米酒、豬油、生薑、細蔥、味精、精鹽各適量。

【製作】將何首烏洗乾淨，切成塊，與雞蛋同入鍋內，加水適量，再放入薑、蔥、米酒、精鹽，以武火燒開後，文火熬至蛋熟。將蛋取出用清水浸泡一下，剝去蛋殼，再放回湯中稍煮片刻，加少許味精調味即成。

【用法】吃蛋喝湯，每日一次。

【功效】益精血，烏鬚髮。適用於精血虧虛所致的形瘦體弱，臉色無華或萎黃，腰膝痠軟，肢體麻木，頭暈耳鳴，眼花乾澀，鬚髮早白，枯燥易脫等。

首烏延壽酒

【原料】何首烏兩百克，白酒五百克。

【製作】將何首烏破碎成粗末，盛入乾淨瓶中。將白酒倒入瓶中，加蓋密封，置放於陰涼乾燥處。經常搖動數下，經十天後靜置澄明，即可開封取飲。

【用法】每日早、晚各飲服十五至二十毫升。

【功效】養血益精，延年益壽。適用於肝腎精血虧虛所致的腰膝痠軟，筋骨痿軟無力，頭暈眼花，耳鳴失聰，鬚髮早白，頭髮脫落，婦女帶下等。長期服用，可延年益壽。胸悶腹脹，苔膩納差者不宜服。服飲後隨添新酒，直至味淡為止。

健腦益智抗疲勞保健藥膳

人到中年，肌體便會開始崩塌，生理由盛向衰。要消除和減輕這種危機則要關注養生保健各個環節，除生活保健與體能鍛鍊外，飲食調理亦很重要，不但要做到飲食有節，營養平衡，還要重視「食補」環節。

中年人應根據生理改變和工作負擔的特點，在飲食營養方面作相對的調整，從而達到增進健康與推遲衰老的目的。下面推薦一些能夠健腦防衰老的藥膳：

核桃仁芝麻粥

【原料】核桃仁五十克，芝麻二十五克，大米十五克。

【製作】將核桃仁搗碎；芝麻炒熟；同加入淘淨的大米中，加水適量，熬煮成粥即成。

【用法】每日一次，可當早、晚餐或點心食用。

【功效】補腎健腦，潤腸通便。適用於腦力勞動而見失眠、健忘、腰痠、便祕等病症。常食可益智健腦，並有美膚駐顏及抗衰老作用。腹瀉及大便塘薄者不宜食用。

神仙粥

【原料】淮山藥、芡實各五十克，大米一百克，精鹽、味精各適量。

【製作】先將芡實煮熟；再加入山藥、大米煮至熟爛，加入精鹽、味精調味。

【用法】每日一次，當正餐進食。

【功效】健脾補腎，養心益智。適用於心脾腎虛所致的神疲乏力、食慾不振、記憶力減退、精神萎靡及遺精、小便頻數者。此粥尤適宜中老年人記憶力減退兼有神疲、頻尿者食用。溼熱內盛者慎食。

山藥桂圓粥

【原料】鮮生山藥一百克，太子參二十克、茯苓十五克、桂圓肉十五克，荔枝肉五個，五味子三克，大米五十克，白糖適量。

【製作】將山藥去皮，切成薄片，與桂圓肉、荔枝肉、五味子同置鍋內，加入淘洗淨的大米，加水適量，煮粥，加白糖調味即成。

【用法】每日 1 劑，當早餐或晚餐食用。

【功效】補益心腎，安神益智。太子參、茯苓、山藥具有安心神、補心氣作用；桂圓古人稱之為「益智果」，是治失眠健忘的補品；荔枝能通神益智，補腦填髓，養心神，補氣血；五味子能加強中樞神

經系統的興奮過程，改善人的智力活動。故此粥適用於心悸失眠、眩暈健忘、神疲乏力者食用。尤其適宜中老年腦力勞動者。

松子粥

【原料】松子仁、大米各五十克，蜂蜜適量。

【製作】將松子仁研碎，同大米煮粥，粥熟後沖入適量蜂蜜即可。

【用法】空腹及晚上睡前食。

【功效】補虛，潤腸。適用於中老年人及體弱早衰、產後體虛、頭暈目眩、肺燥咳血、慢性便祕等病症。

參棗粥

【原料】人參三克，蓮子十克，紅棗十枚，大米一百克，冰糖適量。

【製作】將大米洗淨，與人參、蓮子、紅棗同放鍋內，加水煮粥，粥熟後放入冰糖溶化即可。

【用法】每日早、晚食用。

【功效】益氣健脾。常食可強身健體、振奮精神、消除疲勞。

銀耳杜仲清腦羹

【原料】銀耳、炙杜仲各十克，枸杞子六克，冰糖五十克，豬油少許。

【製作】將銀耳放入溫水內浸泡三十分鐘，隨後擇去雜質、蒂頭，淘去泥沙並撕成片狀；冰糖放入鍋加少許水，用文火熬至微黃色時濾去渣；枸杞子洗淨，炙杜仲用鍋加五百毫升清水中火煎煮腳分鐘取出濾汁（約三百毫升），渣再加清水煎熬，如此水煎三次，將三次汁混合，棄渣；最後將杜仲汁重新入鍋，並加入銀耳、枸杞子及適量清水，用旺火煮沸後轉用文火偎三至四小時，直至銀耳呈熟爛時，加

入冰糖液調勻。起鍋時，再加少許豬油，以使羹更為滋潤可口。

【用法】每日分二次食用。

【功效】補腎清腦。適用於因肝腎陰虛而頭昏、頭痛者。

益智鱔段

【原料】熟地黃、菟絲子各十二克，淨鱔魚肉兩百五十克，淨筍、黃瓜各十克，木耳三克，雞蛋一個，醬油、味精、精鹽、澱粉、米酒、胡椒粉、薑末、蒜末、香油、白糖、植物油各適量，高湯少許。

【製作】將菟絲子、熟地黃煎二次，取汁過濾；水發木耳；調水澱粉；鱔魚肉切成魚片；筍切片；黃瓜切方片。將鱔魚片放入碗內加水澱粉、蛋清、精鹽、藥汁醃好，放溫油鍋中劃開，待魚片泛起，灌入篩鍋。原勺留油，炸蒜末、薑末，下筍片、黃瓜片、水發木耳、魚片，加精鹽、味精、白糖，烹米酒、高湯，淋香油出勺裝盤，撒上胡椒粉即成。

【用法】佐餐食用。

【功效】益精髓、止遺泄之作用。久服可明目輕身延年。菟絲子配合滋陰補血的地黃及益氣健脾的鱔魚製成此菜餚，確有益智增力之作用。

松子抗衰膏

【原料】松子仁兩百克，黑芝麻、核桃仁各一百克，蜂蜜兩百毫升，黃酒五百毫升。

【製作】將松子仁、黑芝麻、核桃仁同搗成膏狀，入沙鍋中，加入黃酒，文火煮沸約十分鐘，倒入蜂蜜，攪拌均勻，繼續熬煮收膏，冷卻裝瓶備用。

【用法】每日兩次，每次一湯匙，溫開水送飲。

【功效】滋潤五臟，益氣養血。適用於治療肺腎虧虛、久咳不止、腰膝痠軟、頭暈目眩等病症。中老年人經常飲用，可滋補強壯，健腦益智，延緩衰老。腦力勞動者經常飲用能使思維敏捷，記憶力增強，是抗老防衰的有效食品。

蓮子桂圓爆豬肉

【原料】蓮子五十克，桂圓肉二十克，豬瘦肉兩百五十克，蔥、薑各適量，精鹽三克，米酒十五毫升，味精一克。

【製作】將蓮子去心，用清水把蓮子、桂圓肉洗淨；豬瘦肉切成長三公分、厚一點五公分的塊。將蓮子、桂圓肉、豬肉放入沙鍋內，加適量水，再加入蔥、薑、精鹽、米酒，用武火煮沸，改用文火燉至肉熟爛即可。

【用法】吃時加入味精，吃豬肉、蓮子、桂圓肉並飲湯。

【功效】養心安神。適用於神經衰弱之失眠、記憶力減退，用腦者常食可防腦衰。

鍋貼杜仲腰片

【原料】豬腎兩百克，杜仲十克，核桃仁五十克，補骨脂八克，火腿一百五十克，豬肥膘肉兩百克，麵粉六十克，醬油五毫升，精鹽兩克，薑末五克，胡椒粉、花椒粉各一克，雞蛋一個，熟豬油五毫升，溼澱粉十克，植物油七十毫升。

【製作】將補骨脂、杜仲、核桃仁去淨灰渣，烘乾製成粉末；豬腎片去腰臊，切成薄片，再切成寬二點五公分、長五公分的塊；火腿、肥膘肉切成同樣大的片；蛋清加麵粉、中藥末、醬油、精鹽、薑末、胡椒粉溼澱粉、熟豬油調成漿。把肥膘肉攤開，抹上蛋清漿，貼

上腰片，入油鍋中炸成金黃色，食用時撒上花椒粉即可。

【用法】佐餐食用。

【功效】補腎固精，溫補腎陽。核桃仁能補腎精，壯陽氣；杜仲能補腎，強筋骨，安胎。現代醫學研究證明，杜仲有鎮靜、鎮痛、抗炎，增強免疫功能作用；補骨脂具有補腎、壯陽和固攝功效。現代醫學研究發現，補骨脂有抗癌及抗衰老功能。此菜餚用於抗衰延壽最為適宜。

防衰茶

【原料】靈芝十克，刺五加八克，淫羊藿六克。

【製作】將上述三味藥同置茶杯中，沖入人沸水，加蓋，悶泡十五分鐘即可。

【用法】每日一劑，隨飲隨沖，至藥味盡為止。

【功效】強心安神，益智。適用於心腎虛衰、精神疲乏、眩暈健忘等病症。

健腦茶

【原料】枸杞子、酸棗仁各三十克，紅糖適量。

【製作】將以上三味藥同放茶杯內，沖入沸水，蓋緊蓋，悶二十分鐘即成。

【用法】每日一劑，隨沖隨飲，反覆沖泡至藥味盡為止。

【功效】補養肝腎，健腦明目。適用於陰虛精虧、頭暈眼花、心煩意亂、心悸不寧、記憶力減退、失眠神疲者。中老年人及腦力勞動者飲用，具有較好的健腦益智和延緩衰老功效。痰熱內盛者不宜飲用。

靈芝茶

【原料】靈芝草十克。

【製作】將上藥切成薄片，沸水沖泡。

【用法】代茶飲，每日一劑。

【功效】補中益氣，益壽延年。常飲此茶可以延年益壽，亦可防治高脂血症。

飲食習慣好，父母身康健

維持身體健康並非一朝一夕的事，要靠好的飲食習慣長時間的堅持才行。其中最重要的就是飲食適度以及餐後保健。

一、飲食要適量

十九世紀的俄國著名作家托爾斯泰身患眼疾、肺結核、冠心病等多種疾病，在文學創作中耗費著精力。但他仍然活過了八十二個年頭。俗話說：「久病成良醫」，托爾斯泰不僅是個文學巨匠，而且也是有名的養生學家。他的一條重要的養生經驗，就是每頓只吃八成左右。他曾說過這麼一句名言：「任何飲食過度的現象都是不應該的，有害的，尤其是狂食暴飲更是一種罪行。」他在《劄記》中寫道：「彼得堡有位化學家齊寧，他斷言我們這個階層的人百分之九十九飲食過度，我認為這是一個偉大的真理。」托爾斯泰是一代名人，經常要出席文人墨客、社會名流、政界要人的各種宴會。面對山珍海味、美味佳餚，他從不貪嘴，始終只吃到八成左右便退席。

限量飲食利於長壽。有些人用餐時總講究吃飽喝足，認為這樣才能攝取足夠的營養，維護身體的健康。殊不知，這樣做反而造成了能

量過剩，因熱量攝取太多而誤了自己的健康。從古到今流傳著許多不飽食的諺語：「每餐八成飽，保你身體好」；「要活九十九，每餐留一口」；「少吃多滋味，多吃壞脾胃」。許多科學家推論，人類如果採用「少吃」這種飲食模式，概率壽命可望增加二三十年。

養生的根基是「飲食有節」，有句俗話說，「多吃少吃，少吃多吃」。意思是，現在吃得多，後面就少吃很多年；現在吃得少，後面就多吃很多年。人的胃腸和其他器官一樣，工作是有一定規律的，它們的承受能力也是有一定限度的。如果違反了它的規律和承受能力，人就必然要出毛病。唐代大詩人杜甫之死，就是一個活生生的例子。安史之亂平定之後，他坐船從回老家，但由於突漲洪水，被困在洞庭湖中。後來有人知道此事後，便送去酒肉，杜甫在飢餓中暴飲暴食，結果這位大詩人與世長辭了。

現代醫學證明，過多的攝取食物，會加重胃腸負擔，引起胃腸功能紊亂，使胃腸蠕動較慢，導致人體的消化不良。再加上血液和氧氣過多集中在腸胃，心臟與大腦等重要器官血液相應減少，甚至缺血，人體便會感到疲憊不堪，昏昏欲睡。長此下去，便會誘發糖尿病、膽結石、膽囊炎，甚至還會引發心絞痛。過量攝取食物，可使體內的脂肪過剩、血脂增高，導致動脈粥狀硬化。而且過量進食後，胃腸血液增多，大腦供血被迫減少，長期下來就會引起記憶力下降，思維遲鈍，大腦早衰。

當然，提倡限食保健康，並不意味著吃得越少越好，吃得過少，也會導致營養不良，不但無助於養生，而且將會走向反面。總之，作為中年人，如果我們能控制好三餐，就比做其他任何事情都要有效，將會使自己越吃越健康。

俗話說，「晚餐少一口，活到九十九」。這話確實有科學道理，這是因為：晚餐中如攝取大量高脂肪、高蛋白食物，易促發心血管疾病。道理很簡單，久睡後血流減慢，大量血脂容易沉積在血管壁，致使動脈硬化；又會刺激肝臟生成低密度和極低密度脂蛋白，而這兩種脂蛋白可促使膽固醇堆積於動脈壁。熱量集中在晚餐的進食方式可降低對糖的處理能力，致使胰島功能提前衰退，進而產生糖尿病。一些大都市中，四十歲後糖尿病患病率急劇上升，據調查與「晚餐酒足飯飽」的生活方式有關係。

什麼時候吃比吃什麼可能更為重要，懂得養生的人，不會晚餐吃得過飽而忽視早中餐的攝取。民間稱「晚餐少一口，活到九十九」，這話是很有道理的。

限食主要是限制主食的攝取。俗語所說的「飯吃七分飽」，正與現代科學研究結果認為的限食適宜比例，是相一致的。但是在日常的膳食當中，對於蔬果類則應多吃，以保證人體所需充分的水分及營養。因此，中老年人應根據自己的體質，活動量的大小，熱能消耗的多少等具體情況，實行少而精，少吃多餐的原則。一般說來，中老年人飲食要量少，質好，不暴飲，不多食過飽，熱量分配一般以早餐占總熱量的百分之三十，午餐占百分之四十，晚餐百分之三十的比例較為適宜。

二、細嚼慢嚥好處多

細嚼慢嚥的進食習慣，對中老年人時健康大有裨益。

細嚼慢嚥可以使唾液分泌量增加，唾液裡的蛋白質進到胃裡以後，可以在胃裡反應，生成一種蛋白膜，對胃達到保護作用。所以，吃飯時細嚼慢嚥的人，一般不易得消化道潰瘍病。

　　細嚼慢嚥還有助於長壽。研究證實，人體的唾液腺在分泌唾液的同時，還分泌一種腮腺激素，這種腮腺激素可被身體重新吸收進入血液，它具有抵抗肌體組織老化的作用。而細嚼慢嚥可以刺激唾液的分泌，在唾液分泌量增加的同時，腮腺激素的分泌與吸收也增加，從而達到延緩身體衰老的作用。

三、餐後不宜立即散步

　　「飯後百步走，活到九十九」是自古以來人們奉行的養生之道，認為這對人體消化、吸收有益，可以減少胃腸疾病的發生。其實。這是個盲點。

　　人在飽餐之後，體內的血液過多集中在消化器官，勢必減少其他器官的血液供應量，此時不宜運動，飯後不宜立即百步走，應該適當休息。

　　飯後適當休息可使全身血液更多的流向消化器官，使食物得到充分消化。如立即散步，血液就會被送到全身的各個部位，使腸胃血液供應不足，食物得不到很好的消化。再說，胃的消化是因為吃進食物引起條件反射而產生的。胃部飽滿，胃液的分泌才會旺盛。若飯後立即散步，則會使未充分消化的食物很快進入小腸，營養物質就不能被充分吸收、利用，時間長了，極易造成營養不良。對患有冠心病、心肌梗塞的人來說，飯後大量血液集中到消化道，大腦供血相對減少，易出現輕微的缺血，可導致頭昏、乏力、眩暈、肢體麻木，有昏昏欲睡的感覺，此時散步易出意外。

　　一般來說，飯後適當靜坐或仰臥三十分鐘，然後再適當活動，是有一定益處的。它可以保護胃腸健康、增進胃腸功能，從而延年益壽。

尋醫問藥，來信必答

問：楊教授：您好！媽媽為我操勞了二十多年，慢慢的老了，聽說粥很滋養人，我想給她煮一些藥粥，什麼粥最好呢？謝謝楊老師！您的讀者：小唐

答：小唐你好。首先你有這份孝心對你母親來說就是很大的安慰了。

粥是飲食文化中的一絕，古人認為，粥是第一補人之物。有首粥據說得好：「要想皮膚好，粥中加紅棗。若要不失眠，煮粥加白蓮。氣短體虛弱，煮粥加山藥。風熱頭又痛，粥裡添花生。頭暈血壓高，芹菜煮粥妙。要保肝功好，枸杞粥有效。治療腰腹痛，煮粥栗子靈。口渴心煩躁，粥加奇異果。便祕補中氣，藕粥最相宜。防治腳氣病，糙米熬粥靈。心虛氣不足，桂圓煨粥除。對症選粥療，健康疾病少。」

對於中年女性來講，食粥是一種既簡單又有效而且四季皆宜的滋補養生方法。粥能補益陰液，生發胃津。下面介紹幾種適合女性的粥膳養生方，你可以根據母親的體質對症熬粥。

益氣養陰粥

原材料：大米一百克，黃芪、黃精各二十克，山藥、白芍各十克。

適應症：身倦、乏力、氣短、納差等，如疲勞症候群、貧血、心臟供血不足等。

養陰潤燥粥

原材料：大米一百克，何首烏二十克，肉蓯蓉、北沙參各十五克，蓮子肉十克，桑葉三克。

適應症：便祕、煩急、頭暈、口乾舌燥等，如乾燥症候群、更年期症候群等。

補虛益肝腎粥

原材料：大米、紫米各五十克、女貞子、桑葚各十五克，菟絲子、枸杞子各十克，黑木耳六克。

適應症：頭暈、雙目乾澀、耳鳴、脫髮、遺精、腰痠腿軟等，如疲勞症候群等。

養陰潤臟粥

原材料：大米五十克，生地黃十五克，百合、麥門冬、黑芝麻各十克、白木耳六克。

適應症：失眠、夜寐不安、白髮、記憶力下降、便乾等，如疲勞症候群、更年期症候群等。

煮粥的方法：將中藥和米分別洗淨，先將洗淨的中藥加水煎煮，約二十分鐘後，將藥水倒出備用；將大米加水，煎煮至八分熟，再將煮好的藥水倒入粥中，繼續煮至米爛粥熟為止。其粥以稀稠適度為宜。每日服一至兩次。

藥物養生，
獻給體質虛弱的父母

　　所謂藥物養生法，是指應用滋補中藥的調養來保養生命的方法。這些中藥通常能改善臟腑功能，增強體質，提高抗病能力，治療虛證，因此，藥物養生尤其適用於那些體質虛弱的中老年人。

　　每個人的身體情況不同，因此所需要的補益品也不相同。人的體質通常分為虛證和實證兩大類，其中需要服用滋補中藥的人通常是指虛證體質的患者，而實證體質的人無需再服用補益品。

　　虛證分為氣虛、血虛、陽虛、陰虛四大類，對於不同虛證又要選擇不同的滋補中藥，這就是中醫所講的「辨證施治」。按照虛證的分類，滋補中藥也被分為了補氣藥、補血藥、補陰藥、補陽藥四類，具體藥物，具體應用。

　　這裡需要提醒廣大中老年朋友的是，滋補中藥畢竟也是中藥，是藥便多少會有副作用，所以養生不能完全依靠藥物來進行。對於其他如精神養生、起居養生、飲食養生、運動養生等方法，我們也應時刻重視，因為這些方法不僅對身體沒有任何副作用，而且不需花錢、隨時都能做到。

補氣之藥，氣順則血和暢然

　　氣對於人體的生命活動是十分重要的。氣虛的人通常會疲倦無力、氣短懶言、食慾不振等，因此對於中老年朋友來說，要想延年益壽，就必須注意補充人體的氣。

　　補氣宜選用含有人參、西洋參、黃芪、蜂王漿的補益品。補氣類中藥的特點是能夠增強人體的功能活動能力，特別對脾肺兩臟的生理功能有顯著的滋補強壯作用，主要適用於治療脾氣虛弱或肺氣虛弱等證。那麼，常用的補氣藥又有哪些呢？

　　人參：人參為五加科，味甘、微苦、性溫，具有大補元氣、生津止渴、輕身益氣，延年益壽的功效。自古以來，人參就被作為名貴的補品。許多老弱羸瘦、久病不癒的病人，常常一杯參湯灌下去，便可能從「黃泉道上」被挽救回來。所以，古人說它有扶危救脫之功、起死回生之效，並給予「地精」、「神草」、「長命草」等美名。

　　人參按其加工方法不同，可分為紅參、生晒參、糖參、參鬚等。它們雖然都有補氣之功效，但又各有千秋。

　　生晒參：性較平和，不溫不燥，既可補氣、又可生津，適用於扶正祛邪，增強體質和抗病能力。

　　紅參：補氣中帶有剛健溫燥之性，長於振奮陽氣，適用於急救回陽。

　　糖參：性最平和，效力相對較小，適用於健脾益肺。

　　參鬚：以紅參鬚為多見，性能與紅參相似，但效力較小而緩和。

　　野山參：無溫燥之性，大補元氣，為參中之上品，但資源少，價值昂貴，很少用。

　　人參的用法多種多樣：可燉服，燉時要用文火煮沸一小時以上，

以便把人參有效成分煎出，保證療效，用量一般三至九克；可吞服或嚼服，即在人參乾燥後，研為細末，每次用量十克左右，這樣用量小，可節省藥物，但能保證一定的療效；還可酒浸，即把人參，或配其他藥共切碎，放入好米酒內浸泡，一般一個月後便可飲服，每次兩三湯匙，一日二次。若要釀酒，可用人參為末，同用釀酒，每次兩三湯匙，每日兩三次飲用。

由於人參較貴重，故要加強保存，如要防黴、防蟲蛀、防變質。平時宜放陰涼乾燥處保存；或將其放入裝有石灰的木箱或器具中，將口封緊。

西洋參：西洋參作為滋補珍品已有幾千年的使用歷史。西洋參又叫花旗參，主要產於美國和加拿大，其味甘、微苦、性涼，能補氣養陰，清火生津，為清補保健之妙品，凡欲用人參而不耐人參之溫者，皆可用之。以西洋參易人參，則養陰之力增強，可供激烈活動時疲勞乏力，口於而渴、出大汗者服用，為體育保健之佳品。若將本品與核桃同用，健腦之效極好，久服令人益智不忘，並有預防腦中風之功。戲曲、歌唱演員常飲，有益於嗓音保健。

本品服法主要是：將其研為細末，每次服三至五分，溫開水送下，也可煎服，每次五分至一錢，煎時多用文火，可代茶飲，或與其他煎好的藥汁同服。

需要注意的是，本品不適用於體質虛寒而陽氣虛者。平時保存要防黴、防蟲蛀，宜放於陰涼乾燥處，或乾燥後密封保存。

黨參：以桔梗科植物黨參的根入藥，性味甘平，功能補中益氣，養血生津，為平補保健之品，雖與人參功同，但力量緩弱，臨床上常作為人參的代用品以治療氣虛證。據現代研究，本品有強壯作用，能

增強身體抵抗力，能使紅血球增加，白血球減少；也可使周圍血管擴張，降低血壓，並能抑制腎上腺的升壓作用。

本品用量一般為三克至九克，在重病或急病時，也可用到十五克至三十克，或更多些。

太子參：又名孩兒參，藥用其塊根，是一味很好的清補之品，其補氣作用近似人參、黨參，但效力較差，可用於脾胃氣虛所致的食慾不振、乏力、自汗、氣短等症。其補氣之力雖不及黨參，而生津之力卻勝於黨參，可代西洋參之用。

太子參水煎，每劑九至三十克，內服；在夏季天熱時，可用十五克太子參與烏梅，共煮水加適量冰糖或白砂糖代茶飲，有益氣生津防渴之功效。

黃芪：藥用其根，為重要的補氣藥，全身之氣皆能補益。《神農本草經》列為上品，以豆科植物黃芪和內蒙黃芪等的根入藥。味甘，性微溫，能助衛氣。固皮表，補中氣，升清氣，托瘡毒，利小便，為溫養強壯保健之佳品。

據現代研究和臨床應用表明，本藥確有強心、保護肝臟、興奮中樞神經系統等多方面強壯作用，若用大劑量的黃芪，有降壓、利尿、增加血漿蛋白、降低尿蛋白等作用，故常用於高血壓、腎病證屬陽氣衰弱者，效果良好。若與當歸相配，有使「老年」紅血球趨向於年輕化的作用，有利於抗衰老。

黃芪用量通常為三克至九克，重病或需要時，可用到三十克至一百二十克。但胸悶胃滿，表實邪旺、氣實多怒者勿用。

白朮：以菊科植物白朮的根莖入藥，其味苦、甘、性溫，有補脾益氣，燥溼利水、固表止汗之功，是脾胃氣虛，體弱自汗及妊娠胎動

不安的常用藥。據近代研究，本品可使胃腸分泌旺盛，蠕動增速，入血可使血循環加快，還有降低血糖和利尿作用。《神農本草經》裡說：「久服輕身延年，不飢」，說明常服白朮可延年益壽。

白朮補氣，偏於健脾，補中焦以生氣，適用於生氣血以治虛；而黨參、人參補氣，偏於補脾肺元氣，適用於補虛救急。

白朮的用量一般為五至十克，重病或需要時，也可用到十五至三十克左右。白朮忌與桃、李、青魚同食。

黃精：以百合科植物多種黃精的根莖入藥，性味甘平，具有補脾潤肺、補腎益精、強筋骨、烏鬚髮、抗衰老的作用。如《日華子本草》說：「補五勞七傷，助筋骨、止飢、耐寒暑、益脾胃、潤心肺，單服九蒸九晒，食之駐顏。」《名醫別錄》列黃精為上品，稱其「主補中益氣，除風溼，安五臟，久服輕身延年不飢。」

自古以來人們就把黃精視為滋補強壯、延年益壽之良藥，並有「仙人餘糧」、「仙人飯」等美名。據現代研究證明：黃精能增強心肌收縮力、增加冠狀動脈流量，改善心肌營養，防止主動脈粥狀硬化及脂肪肝的浸潤，並能提高身體免疫力，有促進造血功能。降低血糖等作用。

黃精由於性質平和，適用於久服，病時調養之用，前人經驗認為「黃精可代參芪」，此說供參考。本品與雞肉同蒸，雞熟食用，能補益脾胃；與豬肉燉食，可加密或冰糖食用，能補虛潤肺。

需要注意的是，若痰溼盛所致的胃脘脹滿，食慾不振，以及脾胃陽虛所致的瀉泄等症忌用此藥。此外，本品不可多食或過量服用，以免影響脾胃消化引起胃脘脹滿。

甘草：又名粉草，藥用其根及根莖，性味甘平，功能健脾益胃，

可用於脾胃氣虛所致的飲食減少、倦怠乏力、四肢無力等症；也可補益心氣，用於心虛所致的心悸怔忡、氣短、脈結代等症；還能緩急止痛，可用於肌肉、血管攣急作痛；重要的是甘草能清熱解毒，可解多種藥物中毒，如解毒保肝，用於病毒性肝炎的治療。此外，甘草可調和諸藥，能緩和有些藥物的猛烈作用，使其藥性緩和，並保護胃氣。還有，生甘草兼能潤肺，對肺熱所致的咽痛、咳嗽等有效。近代研究證明，本品為滑潤性祛痰藥，口服後能使咽喉黏膜減少刺激，適用於咽喉發炎；還證明甘草有抑制結核桿菌的作用，可用於肺結核。

　　用蜜炙過的甘草稱炙甘草，適用於補中益氣；生甘草適用於清熱解毒；生草梢能治尿道中疼痛，適用於淋病。本品用量一般一至十克，但脾胃有溼而中滿嘔吐者忌用。也不可長期大量服用，過量可引起水腫、高血壓。甘草又反大戟、甘遂、芫花、海藻。

　　五味子：為木蘭科植物五味子的果實，因其味兼酸、辛、甘、苦、鹹而得名，能斂肺定喘、滋腎澀精、止汗止瀉、生津止渴，《神農本草經》列為上品，並說：「主益氣，咳逆上氣，勞傷羸瘦，補不足，強陰，益男子精。」藥王孫思邈說：「五月常服五味子，以補五臟氣。遇夏月夏季之間，困乏無力，無氣以動，與黃芪、人參、麥門冬，少加黃柏煎湯服，使人精神頓加，兩足筋力湧出。」「六月常服五味子，以益肺金之氣，在上則滋源，在下則補腎。」

　　五味子有良好的補虛健身作用，常服能使人增強體力。現代研究結果表明，五味子與人參相似，均具有「適應原」樣作用，能增強身體對非特異性刺激的防禦能力，增強身體的條件反射機能，提高大腦皮質的工作能力，對呼吸中樞有興奮作用；可以調節心血管系統和病理生理機能，使病態下的血液循環得到改善；可提高正常人和眼病患

者的視力及擴大視野；對聽力也有良好影響；還可提高皮膚感受器的辨別能力；對胃液分泌也有調節作用；此外，還有鎮咳、祛痰、抑菌等作用；是作用廣泛的滋補強壯藥。

五味子的用量一般一點五至九克，但腎陽亢奮、肺有實熱、蓄痰停飲、肝火妄動、痧疹初發等症，皆禁用。

茯苓：以多孔菌科植物茯苓的乾燥菌核入藥，味甘、淡、性平，能健脾利溼，益智安神，補而不峻，利而不猛，既能扶正，又可祛邪，古人稱之為「上品仙藥」。茯苓中含有茯苓酸、蛋白質、卵磷脂、麥角甾醇、組胺基酸等，其中的卵磷脂是一種神經系統滋補強壯劑，這說明古人稱茯苓能「保神」、「益智」是有科學道理的。

《經驗方》裡說：茯苓能「烏髭髮，駐顏色，壯筋骨，明耳目，除風氣，潤肌膚，久服令人輕捷。」醫籍中尚有以本品與白芷同用，做膏劑、面脂之記載，長期使用防老去皺，令面光悅，有一定效果。此外，《百病丹方大全》載方：用白茯苓研極細末，加入白蜜調勻，每夜敷之，晨起洗淨，可潤澤肌膚，美容豔色，去面黑斑。

茯苓的用量一般為九至十五克，茯苓皮可用十五至三十克，茯神木可用十五至三十克。若陰虛津液枯乏者，不宜用本品，滑精者亦須慎用。

以上介紹的是常用的一些補氣藥，但由於氣又有衛氣、宗氣、營氣、元氣、五臟之氣、經絡之氣的區別，因此，在使用補氣藥時，應辨證施治。

補血之藥，血旺則神健氣足

血是營養人體最寶貴的物質，這是我們人所共知的。《黃帝內

經》中講：「肝受血而能視，足受血而能步，掌受血而能握，指受血而能攝」；「以奉生身，莫貴於此」。

中醫學認為，血是一種赤色的液體物質，源於水谷精氣，在脈中按一定規律，沿一定方向循環流動，以營養人體內外上下各部組織。若血液不足，即發生血虛症，或血液對人體某一部位的營養或滋潤作用減弱，或全身性的血液虧損。《醫學入門》曾對血虛症做出這樣評論：「人知百病生於氣，而不知血為百病之始也。」可見，血虛給人們帶來的生理、病理性危害是很嚴重的，必須及時進行補血。那麼，常用的補血藥有那些呢？

熟地黃：是由地黃加黃酒拌和蒸製而成。其味甘、性微溫，功能滋陰補血。《本經》有「填骨髓，長肌肉……久服輕身不老」的記載。《本草經疏》譽其「補腎家之要藥，益陰之上品」。故「凡臟腑之不足，無不可得其滋養」。現代研究證明：地黃有顯著的強心作用，特別是對衰弱的心臟，其作用更明顯。此外，地黃尚有抗炎和保肝作用。近來的實驗研究結果還證明，地黃能防止細胞老化，增強神經的反射機能。這些資料表明，地黃不僅具有強壯功效，而且具有抗衰老作用。

熟地黃久服時，宜用砂仁拌，以免妨礙食慾，使胸脘發悶。用量一般九至二十四克。陽虛陰盛之人忌用，痰多、苔膩、胸膈滯悶者也不宜用。

當歸：以繖形科植物當歸的根入藥，味甘、辛、苦、性溫，能補血活血，潤腸通便，《本草備要》謂其：「血虛能補，血枯能潤」，對氣血生化不足，或氣血運行遲緩以及血虛腸燥便祕者，常服效佳。臨床和實驗證明，本品有抗貧血、抗維生素 E 缺乏及鎮靜、鎮痛，降血

脂等作用，還可增加冠狀動脈血流量，對子宮有雙向性調節作用。因此，是一味重要的保健中藥，凡虛損不足、氣血虛弱者，皆可常用。

由於當歸既補血、又能活血，故成為調經要藥，可用於月經延時、閉經、痛經、月經量少色淡等病症，常與熟地、白芍、川芎等配成「四物湯」應用。前人把當歸稱之為「婦科專藥」，無論胎前、產後各病，都常隨症加減採用。

當歸頭和當歸尾偏於活血、破血；當歸身偏於補血、養血；全當歸既可補血又可活血；當歸須偏於活血通絡。用量一般三至九克。

阿膠：為黑驢皮經過漂泡去毛後，加冰糖等配料熬製而成。本品味甘、性平，有補血止血、滋陰潤肺、調經安胎等作用，為歷代喜用的滋補珍品。《水經注》即有「歲常煮膠，以貢天府」的記載，故有貢膠之稱。《本草綱目》更是稱其為「聖藥」，與人參、鹿茸並稱中藥的「三寶」。阿膠能促進紅細胞及血紅素的生成，並能改善動物體內的鈣平衡，使血鈣升高。此外，阿膠還有防治進行性肌營養障礙的作用。

阿膠的用量一般為五至九克，若舌苔厚膩、食慾不振、大便溏泄者，均不適用。熟地黃、阿膠雖皆能滋陰補血，但熟地偏於補腎陰、填精髓而補血，而阿膠偏於潤肺養肝、補血而滋陰，兼能止血。

何首烏：為常用的滋補強壯藥。何首烏，又名赤首烏，以蓼科植物何首烏的塊根入藥，味苦、甘、澀，性微溫，若生用，功在潤腸通便；若制用，功在補肝腎、益精血。

由於何首烏有促進紅細胞發育，降低膽固醇，抗動脈硬化和輕瀉等多種藥理作用，故為重要的抗衰老藥物之一。它不僅為滋補強壯佳品，亦為烏髮、悅顏、潤澤肌膚之要藥。年邁體弱者常服則大有裨

益，《本草綱目》即用赤、白首烏各兩百五十克研細末，每服六克，能壯筋骨，長精髓、補血氣、令人多子、延年益壽。用量一般為九至十五克。

枸杞子：以前科植物枸杞或寧夏枸杞的成熟果實入藥，味甘、性平，功能補腎生精、益血明目、烏髮悅顏，為滋補肝腎之佳品，被譽為歷代保健良藥。如《神農本草經》裡說：「久服堅筋骨，輕身不老，耐寒暑。」《食療本草》謂之能「堅筋耐老，除風，補益筋骨，能益人去虛勞。」

枸杞能降低血中膽固醇，有抗實驗性動脈粥狀硬化的作用，故用其防治高血脂症、動脈硬化性高血壓、冠心病等老年性疾病。本品單用即有效，可每日取枸杞子十五至三十克，水煎服，或開水浸泡代茶飲，久服對高血脂症、動脈硬化性高血壓、冠心病、慢性腎炎、慢性肝炎等有防治保健作用。

本品水煎，每劑量九至二十四克；酒浸，二十日時可飲用；能補肝腎，強壯身體，益壽。但若脾胃虛弱所致的消化不良、便溏、泄瀉者要慎用。

白芍：為毛茛科多年生草本植物栽培種芍藥的根，至梁代陶弘景分為赤、白兩種。其中赤芍偏於行血散瘀，白芍偏於養血益陰；赤芍瀉肝火，白芍養肝陰；赤芍散而不補，白芍補而不散。

白芍味酸苦，性微寒，有養血榮筋、緩急止痛、柔肝安脾等作用，為陰血不足、肝陽上亢所常用，尤為婦科常用藥。正如《日華子本草》云：「主女人一切病，並產前後諸疾。」臨床上常與熟地、當歸配伍，用於治療血虛所致的婦女月經不調、經後腹痛等；與甘草同用，對脅、胃脘、腹、頭、四肢肌肉等部位拘急疼痛。

白芍的 用量一般為五至十二克。養陰、補血、柔肝時，用生白芍；和中緩急用酒炒白芍；安脾止瀉用土炒白芍。

雞血藤：為昆明雞血藤和山雞血藤的藤莖，味甘、苦、性溫，能補血養血、通經活絡，現代研究證明，有升白血球之作用，可用於因放射線照射過多所引起的白細胞下降。用雞血藤汁熬製的膏，有大補氣血、強筋骨、通經絡的功效，老人及婦女體弱者可常服，可治手足麻木、癱瘓、月經不調、跌打損傷等症。

雞血藤宜水煎內服，每劑量十五至三十克；或酒浸，熬膏。

以上介紹的是最常用的一些補血藥。但用於臨床，還需根據具體情況，辨證用藥。

常見陰虛證與補陰藥物

補陰藥常用於陰虛證，陰虛的人通常會午後潮熱，低燒，手足心熱、盜汗、咽乾口燥，兩目乾澀，煩躁多夢，腰痠腿軟，大便祕結，苔少舌質紅且瘦，脈細數。這時宜選用含有鱉甲、枸杞、女貞、百合的補益品。

陰虛是血虛症的進一步發展。陰虛不僅包括了血虛，同樣也包括了精虛及津液等營養人體物質的不足。而精、血、津液這些營養人體物質的不足，將會嚴重影響人體生命活動的健康。倘若平素一旦有陰虛的症狀出現，就應及時補陰。以下是一些常用的補陰藥：

靈芝：為多孔菌科植物紫芝或赤芝的全草，生長於深山老林的腐朽樹樁或岩石的縫隙處。靈芝常被人們視為「起死回生」服之可令人「長生不老」的仙草，有赤、青、黃、白、黑、紫之分，功效雖各有所不同，但六芝均有「久服輕身，不老延年」的功效；《本草綱目》

還稱其能「療虛勞」。靈芝味甘、性平，能補肺定喘、健脾養肝、益腎填精、安神定志、強筋骨、理虛勞，正由於其功能眾多，故歷來被視為珍貴補品，若能常服，可促進臟腑的生理機能，增強體質，堅筋骨，駐容顏，使人耳目聰明，精力充沛，健康長壽。

靈芝的通常用量為三至十五克；酒浸，將靈芝切成塊，浸於米酒中，二十日後飲用，每次一小杯，一日二次；吞服，將靈芝乾燥後研為細末，每次一點五至六克。但本品在外感初起時不宜用。平時宜放置於乾燥處保存。

麥門冬：以百合科植物沿階草的塊根入藥，味甘、微苦，性微寒，能養陰潤燥，生津止渴，又能清心除煩，延年益壽。《神農本草經》裡說：麥門冬「久服輕身不老不飢」；《本草拾遺》也講到：「久服輕身明目，和車前地黃丸眼，去溼痹，變白，夜視有光」；《名醫別錄》中說：麥門冬「保神定肺氣、安五臟，令人肥健，美顏色，有子。」由此可見，麥門冬有健身延年之功。

麥門冬單用即有效，如《圖經本草》中的「麥門冬煎」，即以鮮麥門冬搗取汁，加蜜適量，熬膏，溫酒化服，每日早晚各服一次，每次一湯匙。可「補中益氣，悅顏色，安神益氣，令人肥健，其力甚快」。可代茶飲，用麥門冬三至六克，有潤陰清熱之效；水煎，每劑九至十五克。但脾胃虛寒及風寒感冒者忌用。

天門冬：藥用其塊根，味甘，苦，性寒，能清肺降火、滋陰潤燥，其健身延年、潤肌悅顏效果較佳。如《神農本草經》裡說：「久服輕身，益氣延年。」《日華子本草》載：「潤五臟，益肌膚，悅顏色，補五勞七傷。」

天門冬單用即有效，如《飲膳正要》天門冬膏，即以鮮天冬搗汁

熬膏，每服一湯匙，早晚空心溫酒下，久服有益氣延年之功。此外，也可釀酒：即用天門冬去心，水煎為液，同曲。米共釀酒，初則味酸，久則味佳。此酒可滋潤五臟，通血脈，久則補虛治勞損，每次飲三至五湯匙。水煎，每劑九至十五克。

本品忌鯉魚，外感風寒、脾虛瀉泄者也不可用。

玉竹：以百合科植物玉竹的根莖入藥，味甘，性平，有養陰潤肺、益胃生津等作用，是養陰生津之佳品。《神農本草經》載其「主諸不足，久服去面黑，好顏色，輕身不老。」《本草拾遺》則曰：「主聰明，調血氣，令人強壯。」據現代研究證實，本藥確有強壯作用，但其力緩和，宜久服，且有較好的強心作用，可用於各種心臟病之心力衰竭。此外，長期服用，也可消除疲勞，強壯身體，抗衰防老，延年益氣，是康復保健的常用良藥。

若由氣陰不足之心悸、心絞痛，可與黨參、丹參等同用；若因陰虛不養筋而致拘急疼痛，可配白芍、炙甘草等同用；又因本品有降血糖作用，可用治糖尿病，常配沙參、麥門冬等同用。

玉竹的通常用量為每劑六至十五克；但胃部脹滿、痰多、苔厚膩者忌用。

石斛：為蘭科多年生附草本植物金釵石斛的莖，一般附生於高山岩石或森林的樹幹上，味甘淡微鹹、性寒，功能清熱生津，益胃養陰。《神農本草經》裡說：「補五臟虛勞羸瘦，強陰，久服厚腸胃、輕身延年」。臨床研究認為，本品確能增強胃腸功能，促進胃液分泌。若平素胃有虛熱、津液不足。口中乾渴者，單用本品適量水煎代茶，能生津養胃，納香進食。

本品水煎，每劑六至十五克。若為夜盲症，可用石斛三十克、

淫羊藿三十克、蒼朮十五克，共研細末，每服九克，空腹時用米湯調服。對津液未傷者忌用本品。

女貞子：以木樨科植物女貞的成熟果實入藥，味甘、苦，性涼，有補養肝腎、滋陰明目之功。如《神農本草經》裡說：「主補中，安五臟，養精神，除百疾，久服肥健，輕身不老。」《本草綱目》亦說：「強陰、健腰膝，變白髮，明目」。

女貞子有強心、保肝等強壯作用，並有利尿作用，對於放射療法、化學療法引起的白細胞下降，有升高作用。此外，臨床證明，本品補陰而不膩，對眼科疾病屬肝腎陰虛者用之有效。

本品水煎內服，每劑六至九克，但脘腹冷痛、腹痛瀉泄等脾胃虛寒症忌用。若要強腰膝、烏鬚髮，可用女貞子酒浸一天，擦去皮，乾燥時研細末；旱蓮草搗汁熬濃汁，與女貞子末混合為丸，每服九克，一日三次。

冬蟲夏草：為麥角菌科真菌，寄生在蝙蝠科昆蟲冬蟲夏草蝙蝠幼蟲上的菌座及幼蟲屍體上的乾燥體處。冬蟲夏草是與人參、鹿茸齊名的三大補品之一，只生長在海拔三千以上的高山雪原上，其藥用和營養價值很高，若能經常食用，對人體的養生保健是大有裨益的。

中醫學認為，本品味甘，性溫，能滋養肺腎，止咳化痰，為補虛療損之良藥。如《本草從新》載其：「保肺益腎，止血化痰，已勞嗽。」本品既為肺腎兩虛、咳喘短氣。自汗盜汗所首選，又為腎陽不足。陽痿遺精、腰腿痠軟所常用，更為身體虛衰或病後體弱滋補調養之珍品。

除藥用外，冬蟲夏草也是餐桌上的佳餚。「蟲草雞」是古代宮廷的御膳佳珍，具有特異的清香和鮮味，可謂「補而不膩，厚而不張」。

　　本品水煎，每劑量六至九克。但本品不易保存，日子一長就會變成灰色粉末，若與藏紅花一起保存在乾燥地方，就可久藏。

　　山茱萸：以山茱萸科植物山茱萸的果肉入藥，其味酸、澀，性微溫，能補腎益肝、收斂固澀，是標本兼顧的保健藥。本品早在《神農本草經》裡就已列為上品，其文曰：「久服輕身」；《名醫別錄》裡又說：「強陰益精，安五臟……強力，長年」；《藥性論》則說：「補腎氣，興陽道，堅陰莖，添精髓，療耳鳴，止老人尿不節。」

　　山茱萸為平肝腎之要藥，中年之後，凡性機能減退、前列腺肥大、小便頻數或餘瀝不盡者，均可用山茱萸作為常用之保健藥。

　　本品通常用量為三至九克，急救虛脫時可用二十四至三十克。腎陽亢奮、下焦有熱者；均不宜用。

　　沙參：有南、北之分。其中南沙參以桔梗科植物輪葉沙參、杏葉沙參或其他幾種同屬植物的根入藥；而北沙參則以繖形科植物珊瑚菜的根入藥。南沙參體較輕、質鬆，性味苦寒，能清肺火而益肺陰，兼有風熱感冒而肺燥熱者，可以使用；而北沙參體重質堅，性味甘涼，主用於養陰清肺、生津益胃。

　　沙參為清養保健之品，《神農本草經》載其「補中益氣」；《名醫別錄》載其：「安五臟，久服利人……長肌肉」。臨床常用於肺胃陰虛之症。

　　本品水煎內服，每劑九至十五克，但風寒咳嗽、肺胃虛寒之咳嗽痰清稀者忌用。

　　百合：藥用其肉質的鱗莖，由於其鱗莖由眾瓣合成，而被稱作百合。它白如凝脂，潤似瓊玉，醇甜清香，營養豐富，是滋補妙品，其味甘、微苦，性平，具有潤肺止咳、清心安神，補虛強身的功效，

可治療體虛肺弱、肺結核、咳嗽、咯血等症。此外，百合還有益氣調中的作用，用本品三十克配烏藥九克名百合湯，可用於久久越難癒的胃痛。

本品用量一般為九至十二克。但外感咳嗽時不宜使用。

柏子仁：以柏科植物側柏的種仁入藥，性味甘平，有養心安神、滋腎養肝、舒脾潤腸、美顏烏髮等保健作用，《神農本草經》裡載其：「治驚悸，安五臟，益氣，除風溼痺，久服令人潤澤美色，耳目聰明」。臨床應用證明，本品確為滋養強壯安神藥，對於心陰血不足所致的心悸、失眠、健忘、神志恍惚以及陰虛腸燥所致的便祕均有良效。

本品水煎，每劑量六至十二克；研末吞服，每次六克。但痰多、便溏、腹瀉、嘔吐者忌用。

龜板：為龜科動物烏龜的腹甲，近來也開始採用背甲。《神農本草經》將龜板列為上品，並說，龜板「久服輕身不飢」，《本草通玄》稱其「大有補水制火之功，故能強筋骨、益心智、止咳嗽、截久症、去瘀血。」事實上，目前臨床上也把龜板作為滋補強壯藥使用。

龜板應用時，一般要求炙過再使用；水煎內服．一劑用量用九至二十四克；熬膏即龜板膠。

鱉甲：為鱉的背甲，味鹹，性涼，是常用的滋陰清熱藥，並有軟堅散結的作用，兼能平肝潛陽。

因陰虛內熱而見骨蒸癆熱。潮熱顴紅、肺結核乾咳、痰中帶血等症，可用本品治療效果較好；婦女經閉、氣血不暢、腹中瘀積結滯而生腫塊者，也可用本品配合桃仁等藥治療。

本品通常用量為九至十五克，須「先煎」。此外，由於鱉甲能抑

制結締組織增生和提高血漿蛋白的作用，因此常用來治療慢性肝炎肝腫大並有血漿蛋白倒置的患者。

　　以上介紹的是常用的一些補陰藥，在臨症使用時，還需根據具體症狀，具體用藥。

常見陽虛證與補陽藥物

　　陽虛的人通常會體倦怕冷，四肢不溫，性功能低下。陽虛是氣虛的進一步發展，它反映了病情的加重。因此，在人體陽氣不足時，應當及時補陽，否則正如《黃帝內經》裡所說：「失其所，則折壽而不彰」。這裡的「失其所」就是指陽氣失去了在人體應有的位置，將會帶來短命夭亡的嚴重後果。

　　補陽藥又稱助陽藥或壯陽藥，其特點是能夠扶助人體的陽氣，促進身體的氣化功能，特別對腎陽不足有明顯的增強作用。常用的補陽藥有以下這些種類：

　　鹿茸：為雄性的梅花鹿或馬鹿頭上尚未骨化而帶茸毛的幼角，為貴重補藥。鹿茸為血肉有情之品，既能溫補腎陽，又能補益精血，溫而不燥，能治多種病症。《神農本草經》裡記載：「益氣強志，生齒不老」；《本草綱目》亦載：「生精補髓，養血益陽，強筋健骨」。

　　常服鹿茸有健身防病、抗衰老之效，凡小兒發育不良，經常疲勞、頻尿尿多、血崩、貧血、低血壓、心力不足者，可經常服用。但盜汗、五心煩熱、口燥咽於、目赤、或牙齦腫痛、大便於燥之陰虛火旺患者，以及咳嗽、痰黃黏、口渴、胸悶之肺熱患者忌用。

　　本品不宜煎，宜研末吞服，或入丸、散中配用。沖服時，每服一至三克。

海馬：常用的海馬有克氏海馬、刺海馬、大海馬等，藥用其乾燥的全體。其味甘、鹹、性溫，能溫補腎陽，可用於腎陽虛所致的陽痿、遺尿、腎虛哮喘等症；此外，海馬還可活血祛瘀，可用於難產、痞塊、癭瘤、療瘡腫毒。水煎，每劑三克至九克。

紫河車：為健康產婦娩出之新鮮胎盤，剪去臍帶，洗淨血液，反覆浸洗，置砂鍋內煮至漂浮水面，然後烘乾而成。是一味補氣養血、補腎益精的保健佳品，其味甘、鹹，性溫，久服能強壯身體，預防疾病，延年增壽。正如吳球所說：「久服耳聰目明，鬚髮烏黑，延年益壽，有奪造化之功」。

中醫學認為，本品氣味俱厚，可用於各種虛損、精氣不足的證候，前人有「精不足，補之以味」的經驗，即指用這些厚味之藥。由於本品有肉腥味，常在丸藥中使用，或焙乾研粉，裝入膠囊中吞服，不入湯藥。

本品用量為二點四至五克，但有虛火者忌用。

補骨脂：以豆科植物補骨脂的果實入藥。味辛、苦，性溫，功能溫腎壯陽，固精縮尿、溫脾止瀉。是脾腎陽虛，下元不固的要藥之一。如《本草綱目》裡說：「通命門，暖丹田，斂精神」。

本品內服，每劑量三至九克，或酒浸飲用。陰虛有火、大便燥結者忌用此藥。

杜仲：以杜仲科植物杜仲的樹皮入藥，性味甘溫，能補肝腎、強筋骨、安胎。《神農本草經》載其：「主腰脊痛，補中益氣，堅筋骨，強志，久服輕身耐老。」《本草匯言》還說：「凡下焦之虛，非杜仲不補；下焦之溼，非杜仲不利；足脛之痠，非杜仲不去；腰膝之疼，非杜仲不除。然色紫而燥，質綿而韌，氣溫而補，補肝益腎，誠為要

劑。」目前臨床上主要作為補益肝腎、強壯筋骨藥使用。

本品水煎，每劑九至十五克，或酒浸飲用。但陰虛火旺及內熱盛者忌用。

續斷：藥用其根，七、八月間採集，取根，去蘆莖細須，晒乾備用。味苦，性溫，有補益肝腎、強壯筋骨、止血安胎、通利血脈等功用，如《神農本草經》裡說：「主補不足……折跌，續筋骨。婦人乳難，久服益氣力。」近年來常用在腰肌勞損，扭傷，腎炎，泌尿系感染等出現腰痛者隨症選用。

本品水煎內服，每劑量六至十五克，或入丸、散，或搗爛外用。但痢疾初起或實熱症者忌用。

鎖陽：藥用其肉質莖，春秋季採集，除去花序，置砂土中半埋露，連晒帶燙使之乾燥備用。本品味苦、性溫，能益陽固精，強筋壯骨、潤腸通便，對腎虛陽痿、腰膝無力、遺精滑泄、尿血、腸燥便祕有較好療效。

本品水煎內服，每劑量九至十二克，或煮粥食用。

肉蓯蓉，藥用其帶鱗葉的肉質莖。味甘、酸、鹹，性溫，能補腎益精，潤燥滑腸，為歷代益壽之佳品。《神農本草經》即列為上品，稱其「主五勞七傷、補中……養五臟，強陰，益精氣，多子……久服輕身。」《藥性論》謂之「益髓，悅顏色，延年，大補壯陽，日禦過倍」。

本品水煎，每次六至十五克；但大便瀉泄及陰虛火旺而陽強易舉，精不固者忌用。

仙茅：為石蒜科多年生草本植物仙茅的根莖。味辛性溫，《開寶本草》稱其：「主心腹冷氣不能食，腰腳風冷攣痺不能行，丈夫虛勞，

老人虛弱，男子益陽道，久服通神強記，助筋骨，益肌膚，長精神，明目。」《海藥本草》說它「治一切風氣，補暖腰腳，清安五臟，久服輕身益顏色，治丈夫五勞七傷，明耳目，填骨髓。」這些記載都說明，仙茅有著很好的滋補強壯作用。

仙茅主用為溫腎壯陽藥，兼有暖胃的作用。可治療因腎陽虛引起的陽痿、精冷、滑精、小便頻數、遺尿等症。對脾腎陽虛所致的脘腹冷痛、腹瀉等症，也有較好療效。

本品內服，每劑量為六至九克，但不宜與牛肉、牛奶同用，陰虛火旺時也不能用。

淫羊：藥用其全草，味辛，甘，性溫，有補腎壯陽，強健筋骨之效，為中老年人腎陽虛衰常用保健藥。

中醫學認為，本品對男子腎陽不足，腰膝痠軟、陽痿滑精、早洩或精少不育有較好療效，常服可維持性功能不衰。但陰虛火旺而引起的陽強易舉及遺精者忌用。水煎，每劑量為三至九克；若酒泡則效益更好，可用淫羊藿三十克、米酒五百克浸泡，二十日時飲服。

菟絲子：以旋花科植物菟絲子或大菟絲子的種子入藥，味辛，甘，性平，有補腎益精、養肝明目、烏髮悅顏、輕身益壽等作用。《神農本草經》將其列為藥之上品，稱其「主續絕傷，補不足，益氣力，肥健人。」《藥性論》謂之：「治男女虛冷，添精益髓。」《名醫別錄》又言：「久服明目輕身延年」。另外，菟絲子尚能安胎，也是孕期保健藥。

由於本品助陽滋潤，不燥不膩，故為平補肝腎之常用。水煎，每劑量九至十五克；若入散，先用酒浸五日，然後晒乾，或配伍其他藥為散。但本品不適宜於陰虛火旺及實熱症者。

沙苑子：以豆科扁莖黃芪的成熟種子入藥，其味甘，性溫，雖為補陽之品，而重在補腎固精，養肝明目。如《本草匯言》裡說：「沙苑蒺藜補腎澀精之藥也；其氣清香，能養肝明目，潤澤瞳人，補腎固精，強陽有子，不烈不燥，兼止小便遺瀝，乃和平柔潤之劑也」。《本草從新》亦稱其能「補腎，強明，益精，明目，性能固精。」據現代研究和臨床證實，沙苑子有強壯和保肝作用，久服能增神益智，補虛明目，強身延壽，而對虛性目疾尤為必用之品。

本品水煎內服，每劑量六至九克；多者可用至三十克；或入丸、散。但陽強易舉者忌用。

芡實：以睡蓮科植物芡的成熟種仁入藥，味甘、澀，性平，有健脾養胃、益腎固精的作用。如《神農本草經》裡說：「補中……益精氣，強志，令人耳目聰明，久服輕身不飢，耐老」。《本草從新》說它「補脾固腎，助氣澀精，治夢遺滑精，解暑熱酒毒，療帶濁泄瀉，小便不禁。」

芡實不僅可作藥用，過去每逢荒年歉收，老百姓還常以其代糧充飢，所以古醫書有不少用芡實煮粥治病的記載，如《食鑒本草》、《湯液本草》、《本草綱目》、《本草擇要綱目》等都錄有「芡實粥」方，稱其久服「益精強志，聰明耳目，通五臟，好顏色」。

本品煎服，通常用量為九至十五克。

覆盆子：以薔薇科植物掌葉覆盆子的未成熟果實入藥，味酸甘，性微溫，能滋補肝腎、固精縮尿，對肝腎不足而致的兩目昏花、視力減弱及腎虛不能攝固的遺精、滑精、早洩、遺尿、小便餘瀝、頻數均有較好療效。

由於本品性平和，既可補陰又能補陽，且強腎而無燥熱之偏，固

精而無凝澀之弊，確為滋補強壯、烏髮明目、潤澤肌膚、抗老防衰之良藥。正如《名醫別錄》裡說：「主益氣輕身，令發不白」；《開寶本草》亦云：「補虛續絕，強陰健陽，悅澤肌膚，安和臟腑，溫中益力，療勞損風虛，補肝明目。」

本品通常用量為五至九克，但小便不利、尿道澀痛及性機能亢奮者忌用。

以上介紹的是常用的一些補陽藥，但在具體使用時，還應分清是脾陽虛、心陽虛還是腎陽虛，辨證用藥。

中老年藥物養生須謹慎

很多中老年人認為經常服一些補益中藥或保健品，可以達到「有病治病，無病養生」的目的。其實服用補益中藥在養生保健方法的排位中是屬於最後一位的。養生保健方法中位居第一的是精神養生保健方法，第二位的是飲食養生保健方法，第三位的是運動養生保健方法，最後一位才是藥物養生保健方法。

補益中藥用於中老年人的養生保健應該是在身體已虛弱到應用以上三種方法無效，或已患有慢性疾病的情況下方可以採取中藥養生保健方法。補益中藥並不是像有些商業宣傳的那樣「純天然藥物，無毒副作用」、「適用於各類人群」等。補益中藥主要適用於中老年人中體質偏於虛弱的人群，身體強壯的人沒有必要服用補益藥。

總之，對於中老年藥物養生來說，謹記因人而異，當補則補。當視氣虛、血虛、陰虛、陽虛進行辨證施補，才能收到良好效果。不分虛實諸症，亂用補藥，只能越補越糟。因此藥物養生要做到氣虛者補氣；血虛者補血；陰虛者滋陰；陽虛者補陽；嚴重虛弱者還需要氣

血皆補，陰陽雙補。才能保證身體不受到藥物的損害，達到長壽健康
的目的。

　　另外需要注意的是，對於這些補藥的服用也不是多多益善。有人
說：「多吃補藥，有病治病，無病強身」。其實，無論什麼補藥，終究
還是藥，長時間過多服用，必然會產生毒副作用。有的患者急於追求
療效，自行超量服用，並延長服藥週期，而導致藥物活性強烈，超出
身體的承受極限。如治外傷、婦科血證等的雲南白藥，過量服用可引
起頭暈眼花。一些含有朱砂、輕粉的中成藥，長期服用易蓄積中毒，
從而引起噁心、嘔吐、發熱、心悸甚至肝腎功能損害，持續服用朱砂
安神丸可引起慢性汞中毒。習慣性便祕患者長期服用番瀉葉，會產生
依賴性。因此，使用中藥的劑量和療程一定要嚴格遵照醫囑或藥品說
明書上的說明。

尋醫問藥，來信必答

　　問：楊力老師，現在保健藥品的廣告鋪天蓋地，講得神乎其技，
服用這些保健藥品是不是對於我們全家每一個人都有好處？

　　答：保健廣告只是一種促銷手段，具體療效並不是廣告上說的那
麼神奇。誠然，一些保健藥對於一些具體病症的患者來說有一定的療
效，但也不是人人適合。對於一些滋補保健品來說，更加適宜家中的
中老年朋友。而對於家中的小朋友和年輕人來說，是完全沒有必要服
用的。孩子正處於生長發育時期，應按照正常規律成長，如果服用滋
補藥品，有揠苗助長之弊，非但無益反而有害。而青壯年時期血氣方
剛、身體強壯，也沒有必要服用補益藥物。

　　問：現在的保健品種類越來越多，楊教授，我們應該怎麼
去選擇？

答：保健品的選擇也要根據自己的身體狀況，如果自身體質強壯，是完全沒有必要服用這些保健品的，畢竟是藥便有三分毒。一些廣告中所說的保健品能夠達到有病治病、無病健身的作用，這完全是一種錯誤的觀點。

面對市場上琳瑯滿目的滋補藥物，很多消費者在選擇上會無所適從，通常會認為價格越貴效果便越好。實際上，從傳統的藥物養生學角度講，滋補品的價格並不重要，重要的是所選購的補品要適合自己身體狀況。所以，當購買保健品時，一定要根據自己身體的具體情況，科學合理的做出選擇，只有正確的服用滋補品才能取得防病治病、增強體質的效果。

動靜養生需結合，
陰陽平衡兩相宜

　　隨著社會的發展、人口平均壽命的延長，已進入老齡化人口社會。隨著年齡的增加，中老年人往往易發生一些疾病，如何做好養生保健、延年益壽是人們普遍關心的話題。

　　我們常說「生命在於運動」，由此可見運動對於延續我們生命的重要作用。但養生學又提出了「長壽需要靜養」這一說法，表面靜養對於我們的健康也有著不容忽視的作用。動、靜本是完全相對的兩個方面，這一動一靜便給很多人帶來了困惑：我們究竟應該選擇動養生還是靜養生呢？

　　實際上，動、靜本是一對矛盾的結合體。也就是說，養生既需動養，也需靜養。動生陽，靜生陰；動養形，靜養神，陰陽平衡才能神形兼備，它們是相輔相成密不可分的。養形要以神氣的清虛靜定為基礎，養神又要以動態的平衡為指導。遵循這個原則和付諸實施，才是我們健康長壽的不二法門。

以靜養生，保持精神祥和寧靜

「以靜養生」是傳統養生學的根本指導思想。「以靜養生」認為，保持精神狀態的寧靜祥和，對於維護身體的健康是最為重要的事情。幾千年來，奉行「以靜養生」的人，大多數都取得了健康長壽的養生效果。

「以靜養生」的理論產生於春秋戰國時代，春秋時代的先哲，特別是道家，極為重視「以靜養生」，他們對「以靜養生」的理論作了較清晰闡述。老子說：「致虛極，守靜篤」、「清靜為天下正」。《黃帝內經》更明確的說：「恬淡虛無，真氣從之，精神內守，病安從來」。老子與《黃帝內經》的著者從千百萬人的養生實踐中直覺的認識到，靜對於養生是第一等重要的事情，從而認識到，一個人只要能以一種「恬淡虛無」的胸懷來對待名利得失，並將向外追逐的精神收回來，用於關照自己的身心，就能夠維護自己的身體健康，不容易受到疾病的侵害。

晉代的嵇康在「以靜養生」理論的指導下，比較系統系統的論述了靜對於養生的重要性，在著名的《養生論》中，他寫道：「精神之於形骸，猶國之有君也。神躁於中，而形喪於外，猶君昏於上，國亂於下也」。嵇康的這段話將人的精神比喻為一國之君，而將人的身體比喻為國家，認為只有作為一國之君的精神時常保持寧靜，作為國家的身體才能保持健康，如果作為一國之君的精神常處於躁動中，則人的身體健康必然要受到損害，所以養生的最重要環節是時常保持自己心神的寧靜祥和。

對很多健康老人的調查結果顯示，他們的健康並不是吃得好或錢多。很多高齡健康老人的生活方式五花八門，但是有一點是共同

的，他們都是心地善良、性格隨和、心胸開闊的老人，沒有一個健康老人是心胸狹隘，脾氣暴躁，鼠肚雞腸，鑽牛角尖的人。用一句話來概括，這些高壽健康老人都是心理平和的人。從傳統養生學的角度來看，可以認為，這些健康老人都是自覺或不自覺的奉行「以靜養生」的人。

睡前五分鐘，練練靜養功

中老年人每天晚上睡前五分鐘可練練短時間的靜養功，以排除各種雜念，可採用坐式、臥式或立式，也可在散步時做。方法是：全身自然放鬆，兩眼微閉，舌頂上齶，目視鼻尖，意念定於下丹田（臍下三寸），然後做深長而緩慢的呼吸即可。

可以想像一件美好的事情，也可以讓大腦呈現空白，意念可定於下丹田。

要旨：呼吸吐納：

深慢柔和。意念導引：美好自然。氣至丹田：涵藏不泄。

每天睡前應堅持做五至十分鐘。

咽津功的鍛鍊方法

中醫認為，常咽唾液有「灌溉五臟六腑、潤澤肢節皮毛」、增強脾胃功能、促進消化吸收等作用，故有「咽津益壽」之說。古代很多醫學著作中都記載了咽津的方法和作用，把口中津液稱之為酸液、華池、瓊漿、玉泉等。如晉代《抱朴子》記載：「能養以華池，浸以醴液，清晨叩齒三百過，永不動搖」。又如東漢文物《銅尚方規矩鏡》中銘文記載「渴飲玉泉飢食棗」，這裡浸醴液、飲玉泉就是古代咽津氣功。老年人可每天於早、年、晚各做一次「咽津功」，常年鍛鍊可以

祛病、保健、延年。

練習方法：

練習咽津功時，靜坐、靜臥或靜站都可採用。

平心靜氣後，鼻吸口呼輕輕吐三口氣。輕叩牙齒二十至三十次，然後將舌伸出唇內齒外（口閉上），上下左右攪動，古代稱為赤龍攪海，五至十次後津液可生滿口。

把口中津液分成三口，再用意念隨吸氣送入丹田（小腹氣海部位）。每次練生津法三次，每次分三口咽津。每日可練三至六次。

以動養生，增強體質機能

運動養生觀念由來已久。傳統上叫做「健身術」，是指運用傳統的體育運動方式進行身體鍛鍊。很早就認識到人類的生命具有運動的特性，因而積極提倡運動保健。

早在春秋戰國時期，體育運動就已經被作為健身和防病的重要手段。《莊子‧刻意》中說：「吹呴呼吸，吐故納新，熊經鳥申，為壽而已矣。此導引之士，養形之人，彭祖壽考者之所好也。」其意思是：噓唏呼吸，吐卻胸中濁氣，吸納清新空氣，像黑熊攀緣引體，像鳥兒展翅飛翔，算是善於延年益壽罷了。這樣做乃是舒活經絡氣血的人，善於養身的人，正是像彭祖那樣壽延長久的人所一心追求的。這說明當時用導引等方法運動形體來養生的人，已經為數不少。《呂氏春秋‧盡數》更明確了運動養生的意義：「流水不腐，戶樞不蠹，動也。」《黃帝內經》中提倡「形勞而不倦」，反對「久坐」、「久臥」。後漢三國時的名醫華佗創編了「五禽戲」，模仿虎、鹿、熊、猿、鳥五種動物的動作做為健身體操。

　　隨著養生歷史的發展，晉人張華的《博物志》中所載青牛道士養性法第一條便是「體欲常少勞，無過度」。南北朝時期，梁陶弘景所輯《養性延命錄》中說：「人欲小勞，但莫至疲及強所不能堪勝耳。人食畢，當行步躊躇，有所修為快也。」唐代名醫孫思邈在《保生銘》中提出「人若勞於形，百病不能成」。宋代蒲虔貫著《保生要錄》專列「調肢體」一門。明代冷謙的《修令要旨》、王蔡傳撰的《修真祕要》中，均提倡用導引來鍛鍊身體。

　　「生命在於運動」，是句古老的膾炙人口的名言，是由古希臘偉大的思想家亞里斯多德提出的。亞里斯多德認為，自然界是一個物質的世界，物質是永恆運動著的，人為萬物之靈，當然也不能例外。這就是說，我們的生命運動，主要表現在不斷的把外界的物質，同化為自身的物質；同時又把自身的物質，異化為別的物質。這種運動轉化一旦停止，生命也將走向終結。

　　我們知道，人體的每一個細胞無時不在運動，合理的運動能改善人體各個系統的功能，可以使肌肉發達、骨骼強健，從而使心臟活動增加，促進血液循環；肺臟呼吸加快，增進氣體交換；脾胃轉化增強，食慾旺盛，消化吸收功能良好，促進整個身體的新陳代謝；加強大腦皮質對肌肉和各內臟器官的調節能力，增強中樞神經系統自功能。一旦體質增強，抗病能力也會隨之加強，從而減少發病的機會，即使患了病，恢復起來也比體質弱的人要快。

　　亞里斯多德曾經說過：「最易於使人衰竭，最易於損害一個人的，莫過於長期不從事體力活動。」大量的臨床實驗也發現，不運動是引起疾病和早衰的重要原因。

　　心臟病學者曾做過這樣的試驗：經專門委員會認定，身體完全健

康的二十至三十歲的若干男子，按照試驗的規定，在二十個晝夜裡一直臥著，不准他們起坐、站立和做操。另設一個對照組，也按同樣的規定接受試驗，差別只在於晝夜可在專門的器械上鍛鍊四次。試驗進行到 三至五天，不鍛鍊的人都說背部肌肉痠痛、食慾不振、便祕。二十個晝夜過去後，當他們從床上坐起來的時候，都感到頭暈目眩，極度衰弱，渾身乏力，脈搏加快。不少人站起來後，脈搏極度減緩，血壓急劇下降，並處於暈厥狀態。

心臟功能減弱，體內組織嚴重缺氧，任何活動（例如在室內走動或爬梯子）都使肌肉感到疼痛。試驗結束後，上述症狀持續二至四天。與之相對照試驗期間進行鍛鍊的那些人，身體保持正常。

「流水不腐，戶樞不蠹，動也。」這裡，以流動著的水不會腐敗，轉動著的門樞不會被蟲蛀為譬喻，說明不斷運動是保持生命力經久不衰的關鍵所在。

同時，從形、氣的關係上，指出了不運動的危害。人的形體和精氣需要經常運動才能強壯充盛，倘若形體不運動，則容易導致精氣不能暢達周身，臟腑氣機鬱閉，輕則諸病叢生，重則危及生命。這就是說，生命在於運動，只有我們全身心的參與到生命運動的始末，才能攜著健康在人生之路上瀟灑行走自如！

動靜結合是最好的養生之道

其實，動與靜如同一枚硬幣的兩面，不能只講動不講靜，也不能只講靜不講動，單獨強調哪一方面都是片面的。

事實上，動養生和靜養生是東方養生的兩大法寶，各有利弊。按照《周易》的陰陽原理來講，動則生陽，靜則生陰。相對而言，練動

功的，動則生陽，可以增強精力，提高工作效率；練靜功的，靜則生陰，能夠降低人體的消耗，因此壽命也相對較長一些。

　　從養生的基本原則在於促使氣血流暢的觀點來看，來研究清靜養生與運動養生的實質，我們就很容易發現，這兩個相互對立的觀點和方法，事實上是完全可以統一的。只不過是兩者在闡述上各有所側重點而已。

　　通常，我們知道：動以養形，靜以養神，如若動靜兼修，形神共養，以期體內氣血流暢，以期陰陽平衡，這便是養生之精妙所在，也是延年益壽的關鍵！

　　清靜養神的要點就是，主張在思想上安閒清靜，不作妄想，從而使精神內守，氣血通暢，這樣疾病自然不會產生。正如老子在《道德經》中所言：「平易恬澹，則憂患不能入，邪氣不能襲，故其德全而神不虧。」同時，還要情志舒暢，性格豁達，應該少有忿怒心情。《孫真人衛生歌》中這樣說道，「世人欲識衛生道，喜樂有常嗔怒少，心誠意正思慮除‧順理修身去煩惱」，講的就是少怒的好處。此外，靜養生講究應順應自然，根據四季不同氣候調神。春季宜精神活潑，充滿生機；夏季宜情志愉快，不要發怒；秋季宜意志安逸，收斂神氣；冬季宜情志隱匿‧藏而不泄。這就是說，只有精神情志的穩定和健康，才更有利於氣血的暢達，陰陽的協調統一。

　　運動養形的要點就是要求我們運動適量，並且要持之以恆。劇烈的運動會引起血脈賁張，呼吸疾喘，心跳加快，大汗淋漓，從而造成氣血運行的失控，這對於養生是有害而無益的。所以唐代養生家孫思邈早就指出：「養生之道，常欲小勞，但莫大疲及強所不能堪耳。」

　　實際上，外動而內靜的運動方法，最大特點就是意識活動、呼吸

運動和軀體運動密切配合，即所謂的「意守、調息、動形」的統一，從而內練精神，中練氣血，外練筋骨，使內外表裡，氣血形神，從而在有序運動中得到修整。通常我們常用的方法有五禽戲、太極拳、八段錦等，每個人可以根據自己的健康狀況，量力而行。採用最安全的運動方式，持之以恆相信一定會獲得養生的益處。

因此，靜養生和動養生各有所長。靜養比動養更能長壽，但動養精力好。動則生陽，陽虛者應以動養為主，但不可過於劇烈；靜則生陰，陰虛者應以靜養為主，但也必須配合動養。動養的人，什麼都可以吃，瘦肉、肥肉，蛋都能多吃，因為口福好，所以活得也很瀟灑。但靜養的人，就要常用丹參片、山楂等以促進活血化瘀。

只靜不動是錯誤的，只運動不知道好好休息就更不對。正確的養生方法應該是動靜相兼，剛柔相濟，亦動亦靜，缺一不可。偏於動養還是偏於靜養，應因人而異。在動養和靜養方面都累積了十分豐富的經驗，足夠我們汲取。

鍛鍊身體的五大原則

原則一：全面進行體能鍛鍊

有人說：「運動是一種隨意性的活動，喜歡什麼運動就專門進行鍛鍊不就行了。」事實上，這是不科學的。為什麼會這樣呢？

這是因為人體是一個有機整體，需要全面的體能鍛鍊，才能保證身體發展的平衡性或協調性。透過運動，才能使身體形態、各種器官以及系統的功能、身體的各種素養和基本活動能力得到全面的發展和鍛鍊。那麼怎樣才算是全面的運動呢？這主要包含以下幾個含義：

一、鍛鍊項目要豐富多樣，培養多種項目的運動興趣。由於不同的運動項目對身體的影響作用不同。因此選擇多樣化的鍛鍊項目和健身力法，將有助於機能的全面提高。對於那些對處在生長發育期的學生來說，更應如此，以免由於鍛鍊內容單一而造成身體發展的不平衡，更好的促進生長發育和身體全面、協調的發展。

二、如果由於鍛鍊興趣或鍛鍊條件的限制，不可能選擇較多的運動項目時，則應盡量選擇能使較多身體器官或部位得到鍛鍊的專案，以做到鍛鍊專案雖然單一，但仍能對身體產生全面的影響。

三、健身的同時，還要注意健心煉志，加強自己意志品質的培養，並提高對自然環境的適應能力，全面增進自己的健康。

四、最好多參加具有團體活動的鍛鍊內容，經常和體能鍛鍊的人群一起參加運動，有助於好的練習氛圍的形成，更有利於運動的持之以恆。

原則二：體能鍛鍊的量要適中

這就是說，體能鍛鍊中運動量大小要適量安排，合理負荷。既不使運動量過大，產生過度疲勞，從而損害身體健康，又不能運動量過小，這樣就達不到鍛鍊身體的目的。

那麼怎樣才算是運動的適量？這裡說的適量並不是說運動量固定不變，而是在原來基礎上恰當的增加運動量。如果體能鍛鍊沒有一定的強度，就引不起身體的適度反應，就不能獲得超量的補償。沒有超量的補償，就達不到鍛鍊的目的。不同的個體，可以根據自己的健康狀況決定運動時間和強度，一般在適宜的強度下，每次應堅持運動三十至六十分鐘。

原則三：體能鍛鍊要適合自己的個性

體育運動專案及運動量的安排要根據年齡、性別、個別的差異進行具體的安排。對於學生，由於各年齡階段身體成長發育情況不同，體能鍛鍊內容也需要因年級而異。同時，男女生的生理特點各異，有條件的宜分班或是分組上體育課，女生可增加一些藝術體操、舞蹈體操、體育遊戲等專案，以利在全面發展體能基礎上，著重進行柔韌性、協調性鍛鍊，發展形體美。此外，相同年級階段和相同性別的學生，由於各自身體發育情況、健康水準、原有體能鍛鍊基礎不同，因此對他們的體能鍛鍊也要有多不同。

原則四：體能鍛鍊要經常和持久

我們知道，人體的各個器官都具有「用進廢退」的特點。因此，只有堅持經常有規律的進行體能鍛鍊，這樣的運動養生效果才會明顯和持久。儘管我們短時間的體能鍛鍊也能對身體機能產生一定的影響，然而一旦停止體能鍛鍊後，這種良好的影響作用就會逐漸減弱和消退。一次性運動活動可以提高我們的免疫機能，增強我們的抗病能力，但是這種作用會在體能鍛鍊停止後的第二天或第三天消失。

因此，我們要想身體得到長久的保養，「一曝十寒」式的體能鍛鍊是要不得的。對於那些以減肥為主要目的體能鍛鍊，更需要堅持不懈，如果剛剛有了減肥效果就停止鍛鍊，體重極易反彈，不僅不能保持鍛鍊的效果，反而使身體更胖。

值得提醒的是，經常性的運動要注意以下問題：

一、參加體能鍛鍊並取得了良好的鍛鍊效果後，仍需要自覺的堅持鍛鍊下去，活動的內容、專案和方法可以視情況更換，但是不能停

止體能鍛鍊。

二、常參加體能鍛鍊，並不是說無論在什麼情況下都需要堅持每天運動，鍛鍊者可根據自己的情況，合理的安排運動計畫，如每週鍛鍊三至五次等，只要不長期停止運動，就不能保持運動的效果，更無從談起養生。

三、因氣候等條件限制而無法在室外進行鍛鍊的時候，可以根據現有條件，改在室內進行必要的體能鍛鍊，即使短暫的變換體能鍛鍊內容，對運動養生的效果也不會有太大影響。

同時，因學習緊張或工作繁忙而不能按原計畫進行體能鍛鍊時，可以充分利用零星時間進行體育活動。一天進行幾次短時間的體育活動同樣會取得較好的鍛鍊效果。要想透過體能鍛鍊提高或改善自己的身體素養，必須有足量的運動。一般每週體能鍛鍊 三至五次，每次間隔不宜超過三天，每週不能少於三次。如果條件允許，堅持每天鍛鍊一次當然更好。

原則五：體能鍛鍊要循序漸進

體能鍛鍊的循序漸進是指在學習運動技能和安排運動負荷時，要由小到大、由易到難、由簡到繁，逐漸進行。不少同學在開始鍛鍊時積極性很高，活動量也很大，但堅持不了幾天，就失去鍛鍊熱情，出現各種不良反應。

產生這一現象的原因可能有以下幾種：開始活動時運動量大，身體無法很快適應，身體疲勞反應也大，鍛鍊者受不了這麼大的「苦」而停止鍛鍊；對參加鍛鍊的期望值過高，認為只要進行體能鍛鍊就會立竿見影，結果鍛鍊幾天後，未見明顯效果，因而對體能鍛鍊大失所望；開始體能鍛鍊運動量太大，身體不適應造成運動損傷等。

　　針對上述原因，進行鍛鍊時，要逐漸的增加運動負荷。如身體比較虛弱的人群可以在開始鍛鍊時先進行散步等運動量不大、強度較小的練習。首先在心理上做好心理準備，鍛鍊一至二週後，再進行小強度的快走或慢跑，以後逐漸增加走或跑的速度和距離。此外，鍛鍊者還必須認識到，體能鍛鍊鍛的效果不可能在短時間內立竿見影。因此，體能鍛鍊的效果不明顯的時候，既不能灰心喪氣、半途而廢，也不可急躁冒進，而是應針對自己的實際情況，合理的安排運動負荷，堅持鍛鍊，以取得理想的鍛鍊效果。

散步，讓養生變得簡單方便

　　散步，是傳統的健身方法之一，也是適合中老年人鍛鍊的一種最簡單而有效的運動方式。那麼散步有什麼好呢？閒散和緩的行走，四肢自然而協調的動作，可使全身關節筋骨得到適度的運動，加之輕鬆暢達的情緒，可使人氣血流通。經絡暢達，利關節而養筋骨，暢神志而益五臟。

　　散步也是中老年人積極休息的好方法。這種活動性的休息有助於代謝的消除，增加對疲勞器官的養分及氧氣供給，加快疲勞的消除。輕快的散步還能收到放鬆、鎮靜的效果，治療神經衰弱、情緒憂鬱、失眠、高血壓等年疾病。散步還可觀賞大自然的絢麗景色，陶冶情操，心曠神怡，可謂養生學中的千古不傳之祕。

散步的方法多樣，強度不等

　　散步雖好，也須掌握要領。散步前，應使身體自然放鬆，適當活動肢體，調勻呼吸，然後再從容展步。散步時背要直，肩要平，精

神飽滿，抬頭挺胸，目視前方，步履輕鬆，猶如閒庭信步，精神從容和緩，在不知不覺中，達到舒筋活絡，行氣活血，安神寧心，增強體質，延年益壽之效。散步速度一般分為緩步、快步、逍遙步三種。老年人以緩步為好，它步履緩慢，行步穩健，每分鐘約行六十至七十步，可使人穩定情緒，消除疲勞，亦有健胃助消化之功效。快步每分鐘約行走一百二十步左右，這種散步輕鬆愉快，久久行之，可振奮精神，興奮大腦，使下肢矯健有力，適合於中老年體質較好者。

散步時且走且停，時快時慢，行走一段，稍事休息，繼而再走，或快走一程，再緩步一段。這種走走停停、快慢相間的逍遙步，則適合於病後恢復期內的患者及體弱者。散步地點以選擇河邊湖旁，公園之中，林蔭道上或鄉村小路為好，因為這些地方空氣中負離子含量較高。散步時衣服要寬鬆舒適，鞋要輕便，以軟底鞋為好，不宜穿皮鞋、高跟鞋等。散步時可配合擦雙手、揉摩胸腹、捶打腰背、拍打全身等動作，以利於疏通氣血，生發陽氣。

普通散步法慢速，大約每分鐘六十至七十步；中速，每分鐘八十至九十步，每次二十至六十分鐘，屬於小運動量。快速散步法用每分鐘一百步以上的速度步行，每次三十至六十分鐘，尤其是在林中散步，能充分攝取充足的氧氣，增強心臟的收縮功能，促進人體的血液循環，心臟冠狀血管、微血管擴張，有利於心臟的健康。

飯後不宜散步的病人

一、冠心病、心絞痛的病人

飯後散步，尤其在飽餐後快步行走，就容易引起心絞痛的發作。早餐後散步更容易發病，嚴重者可誘發心肌梗塞。原因是這時的血液

具有高凝性，極易形成血栓。正確的方法是避免飯後散步，先堅持半小時左右的休息。

二、高血壓合併腦動脈硬化的老年病人

尤其在服用作用快、降壓作用明顯的降壓藥時，飯後容易出現體位性低血壓，這時散步會加重頭暈，嚴重者出現昏厥、乏力、倦怠等不適應症狀。

三、嚴重糖尿病同時合併神經病變病人

這種病人在飯後容易出現體位性低血壓，故也不宜在飯後散步。

四、胃手術後的病人

這種病也應避免在飯後散步。因為散步將促進胃內容物過快的進入小腸，而引起「傾倒症候群」發生，這時病人會感到腹部飽脹不適，頭昏眩暈，或大量出汗。放在飯後應取坐位或半臥位休息為妥。

五、胃下垂病人

尤其是體質虛弱者，亦應忌在飯後散步，否則會感到腹部墜脹難受，甚至噁心嘔吐等不適。

六、繼發於慢性食道病或食道功能障礙基礎上的心律不整病人

這些病人容易在飯後出現房性早搏、室上性心動過速或陣發性房顫。此病除應注意放慢進食速度和適當減少每次進食量外，應禁忌在飯後散步，以防頭暈、心慌等症狀的出現。

七、肝炎病人

飯後活動會影響食物在胃內的消化，食物很快進入腸內，腸道難以充分吸收，致使腹脹加重，不利於肝病的恢復。

常玩健身球，祛病又強身

　　健身球，又稱掌旋球、功夫球。《四庫全書》總纂官紀曉嵐平時喜歡玩鐵球，並推薦給乾隆皇帝，他們均活到八十多歲高齡。傳統醫學認為，養生、抗衰之道在於「通其經絡、調其氣血」，健身球運動之所以能健身益壽，奧妙就在這裡。

　　從中醫的經絡學說來看，手的掌心中有手三陰經：手太陰肺經、手厥陰心包經、手少陰心經。這三條經絡與體內臟腑相牽，經絡中還有若干行氣活血的刺激點 —— 穴位。中老年人邊坐談或邊散步時，常用五指撥弄健身球，都能直接按摩、刺激手掌內的三條經絡及其穴位，並不斷傳導到心、肺、腦、肝、腎等臟腑，從而使掌內經絡疏通，促進氣血流暢，達到舒筋活絡、堅骨豐肌、延緩身體機能衰退的作用；還有利於驅除大腦疲勞，排除心理煩悶；對防治高血壓、冠心病、腦血栓後遺症、末梢神經炎、指腕部關節炎諸症也有一定的療效。

　　健身球攜帶方便，經久耐用，指轉手捏，不受時間、地點和環境的限制。閒暇無事，不妨手托兩球撥弄，時順時逆，時緩時急，時分時合，互相摩擦，球體撞擊之聲入耳，一定會感到爽心愜意。

人體防衰操

　　中國人對人的形體姿態重視已久，如有「坐如鐘，站如松，臥如弓」之說，讚美身材健美者「岩岩若孤松」，「婉若游龍」等等。為什麼要重視人體形態呢？因為它對人體健康、衰老以及精神狀態有重要影響。對中老年人來說，衰老往往先表現在形態變化上，人們不是常

說「老態龍鍾」嗎？

　　站不直，老是左歪右斜，使肺臟一邊受壓，一邊受拉扯，時間長了就會影響肺的功能。心臟掛在兩肺之間偏左的地方，要是身子挺不直，含胸弓背，心臟就會被扭曲，不能正常工作，久之心臟的功能就會被削弱。特別是老年人，心肺功能已漸漸減弱，脊柱骨質疏鬆，椎體呈退行性楔形變化，極易形成駝背，以致引起佝僂病、支氣管擴張氣腫、肺原性心臟病等等，造成對健康的嚴重威脅和衰老進程的加快。因此，中老年人保持身軀挺拔就顯得格外重要。下面介紹的形體操，用三至五分鐘時間即可做完，效果非常好，既能防治脊柱異常，又能使身軀挺拔，身材健美。

　　一、腹撐運動兩腳前後開立，右腿屈膝下蹲，上體右前屈，兩手抱右膝團身。然後，站立展臂上後舉，體後屈，深呼吸。換左腿做。反覆練習。

　　二、體後屈體轉兩腿開立，兩臂側平舉，左右轉體，兩臂隨之擺動後振；兩臂後振體後屈，再收腹臂前振，直至體前屈臂後擺。重複五至八次。

　　三、俯臥體後屈俯臥，兩臂自然前伸，腹、背、腿放鬆。然後，背部肌肉收縮，抬頭、抬臂、抬腿；屈膝舉小腿，兩手抓握腳踝。反覆練習。

　　四、側臥體側屈側臥，兩手叉握抱托頭，另一人壓住雙腿。抬體，做體側屈動作。左右輪換，反覆練習。

搖頭健腦操

　　中醫認為：頭為「精明之府，」「諸陽之首」、「月歆強必多

壽」。事實證明，做搖頭健腦操能使頭部得到鍛鍊，有防止大腦衰老之功效。

搖頭操的準備姿勢：身直立，兩腳分開比肩稍寬，兩手自然下垂，兩眼平視正前方。

一、轉頭運動

頭按順時針方向旋轉十六圈，再按逆時針方向旋轉十六圈。

二、擺頭運動

頭由前向左擺九十度後再向前，然後向右擺九十度後向前，如此反覆四次。

三、仰屈運動

頭向後仰，還原，再前傾，還原；如此反覆四次。

四、頸伸屈運動

頸帶動頭，向前上方伸展，經前下方再後屈收回，反覆四次，然後再由前下方、前上方反方向伸屈頸四次。

五、仰搖運動兩指交叉托住後枕，頭頸後仰十六次，然後下巴向上突出，頭部左右搖動十六次。

搖頭操有疏通頭頸部經絡、血管及清心健腦之功效，能防止頸椎病、頸肩症候群的發生。

看電視保健操

父母勞累了一天，晚上往往用看電視來作為一種放鬆，消除疲勞的休息。如果能在看電視的過程中，再做一些簡便的保健操，就會達到事半功倍的效果，下面介紹幾種簡單易學、有一定效果、可利用看

電視的時間來做的保健操。

一、雙腿盤坐。盥洗完畢後，雙腿盡可能緊的盤坐在床上，可散盤、單盤或雙盤，要求下肢要壓緊，時間約十分鐘。由於雙腿盤坐，可縮短下肢微血管中血液回流的垂直距離，再加上肌肉的擠壓，使靜脈血盡快的回到心臟，從而使下肢血液中乳酸盡快轉化，達到消除疲勞的效果。

二、摩足心（湧泉穴）。湧泉穴屬足少陰腎經，位於足底部正中。按摩刺激雙腳足心，能擴張足部微血管，對降低血壓、治療失眠、高血壓、心悸有一定作用。

具體方法：平坐床上，做半屈膝狀。一手握住腳的四趾，另一手摩擦腳心，即湧泉穴周圍的部位，次數以發熱為度，雙腳交替進行。

三、摩腎俞。腎俞，位於第二腰椎下方左右，相當於腰部兩旁。摩擦腰部腎俞穴附近，防治扭傷腰痛、腎虛腰痛以及遺精等症，同時對健身與保護腎也有一定作用。

具體方法：先將兩掌對搓發熱，然後迅速將兩掌心快搓腰部到發熱充血為止。用力適度，勿擦傷皮膚。

四、按摩腋窩。腋窩是人體的敏感區，經常按可增強食慾，提高消化能力；可增加肺活量、增強呼吸系統的功能；可使體內代謝終產物盡快的排出體外。

具體方法：雙腿盤坐於床上。左手手指置於右腋窩內，右手手指置於左腋窩內，先順時針旋轉六次，再逆時針旋轉六次，反覆進行三至五分鐘。用力適度，勿擦傷皮膚。

五、擦胸。胸腺位於胸骨後。當人進入性成熟後，胸腺逐漸萎縮。胸腺分泌的激素可增強人的免疫功能，對人體防癌、抗感染及延

緩衰老都起著重要作用。

具體方法：雙腿盤坐於床上，用手上下左右摩擦前胸劍突至頸下區域，到發熱充血為止。用力適度。勿擦傷皮膚。

六、轉頸。從氣功角度上來看，頸項為任督二脈之樞紐，又聯繫全身經絡。經常鍛鍊，對咽炎、嘶啞疼痛、頸骨骨刺等症有較好的療效。

具體方法：雙腿盤坐於床上，頭從右側向前傾，向左轉動，頭向後向右扭轉連做六次，再按上述要領以反方向轉六次。動作緩慢，切忌快，血壓過高的人不宜做。

七、乾梳頭。本法可活動頭部經絡，增加腦部的血液循環，降低血壓；對腦動脈硬化、腦血栓症都有一定改善。

具體方法：雙腿盤坐於床上，兩手手指略彎，用手代替梳子，從前額向腦後校頭三十至四十次。

以上方法可同時做，也可選擇幾種來做。只要堅持，就會獲得滿意的效果，不信你試試看。

中老年頸椎操

很多中老年人都有頸椎病，給生活和工作帶來許多不便，如果能在到醫院接受治療（按摩、牽引、藥物、理療等）的同時，再時常練練頸椎操，就能夠加強頸背肌肉鍛鍊，使頭頸的活動功能盡快恢復。下面介紹的這套頭頸部醫療體操，不但對改善局部血液循環，而且對於消除軟組織損傷效果十分明顯。

一、坐位，頭部轉動，從右至左，又從左至右，緩慢進行。

二、坐位，頭前屈，下頜向胸，頭後仰，眼望上方。

　　三、坐位，頭右側位並向左轉，眼望左上方：頭左側位並向右轉，眼望右上方。

　　四、坐位，頭部輕鬆緩慢繞旋。

　　五、坐位，聳肩，使之與耳接近，最初左、右肩分別做，以後兩肩同時做。

　　醫療體操主要是做頭部幾個方向的運動，重點是做頭後仰和左右轉，每天可進行三至四次，每次十至十五鐘。動作要緩慢平穩，不要急促用力，以不引起明顯疼痛為度（允許有肌肉牽扯感和輕度不適），當轉（或屈）至最大幅度時，可在該位置上稍停片刻，以便充分伸展短縮的肌肉和韌帶，同時使肌肉透過靜力性鍛鍊而得到加強。

常見病的運動小常識

　　運動養生對老年人平衡精神和心理狀態，改善身體的新陳代謝，增強神經系統機能和穩定性，防止器官功能下降，提高免疫力，延緩衰老以及加速病後身體機能的恢復都大有益處。對於一些常見的老年疾病來說，體能鍛鍊都可以達到積極的康復作用。

　　高血壓：據調查，無論何種職業的人，體力活動程度越高，高血壓的發病率越低。除因病重臥床者外，各種高血壓患者均可採用室外體能鍛鍊，如步行、慢跑、太極拳、醫療體操、羽毛球、騎自行車等等。運動時，運動量可適當大一點，但心率不要超過一百三十次／分。切忌做鼓勁憋氣，快速旋轉、劇烈用力和深度低頭的運動動作，以免發生意外。

　　冠心病：體能鍛鍊是冠心病綜合治療的組成部分，有助於減少心肌梗塞的發生和死亡率。可進行中等強度的步行、慢跑等有氧訓練。

還可配合太極拳、氣功等，心率一般控制在一百三十次／分左右。千萬注意，在心絞痛發作和心肌梗塞尚未恢復時期不要運動。老年醫學研究者提出：清晨三點至上午八點鐘之間是老年心臟病的危險期，此時血壓最高，易中風猝死。如果這時候進行不恰當的鍛鍊，特別容易發生意外。因此，建議在上午十時左右鍛鍊最好。每次外出鍛鍊時，應隨身攜帶急救盒。

慢性腰腿痛：這種疾病主要是由於腰椎骨關節退行變化和腰肌的慢件勞損以及肌無力等引起。應以腰、背和腿部肌肉鍛鍊為主。有太極拳、五禽戲、體操、散步、慢跑、門球、以及退步行走。退步行走能通經活絡，壯腰健身，每日可堅持二次，每次五至十分鐘，對於腰肌勞損療效顯著。運動中不應超量負重鍛鍊，以免引起新的損傷。

肩周炎：這種病症五十、六十歲的人多見，是獨有的老年病。發病時肩部周圍疼痛劇烈。夜間更加明顯；後期肩關節活動受到限制，臨床上治療療程長，效果不明顯，除配合推拿等治療外，體能鍛鍊最為有效。方法以活動關節為主，其關節活動的幅度，要由小到大，最後做到最大可能的範圍。如用健肢同患肢做頭上舉的動作、用患側的手摸背以及用患肢順牆向上爬摸等等。另外，跳交誼舞能預防和輔助治療肩周炎，對中老年患者來說是再適宜不過了。有頸椎病的患者每天應堅持做轉頸運動。

肥胖症、糖尿病：肥胖是促使糖尿病發生和發展的重要因素之一。適當運動是治療糖尿病的一種重要手段，運動對 II 型糖尿病的治療作用要比藥物來得更直接、更安全有效，而且不受年齡限制。它可以透過肌肉運動增加脂肪和糖的消耗，從而減輕肥胖，使血糖和原糖降低。

治療糖尿病與肥胖病的體能鍛鍊的共同原則是：體力鍛鍊與控制飲食二者結合應用。方法有散步、慢跑、太極拳等。

糖尿病人的身體情況一般都比較差，宜從輕微的活動開始，隨著體質的增強，可逐漸增加運動量。比較適宜的運動有步行、太極拳、廣播操等。應避免劇烈運動，以免造成身體缺氧使乳酸堆積而出現酸中毒；同時還要注意不要在注射胰島素後、吃飯之前運動，以防發生低血糖。運動時，應隨身攜帶易吸收的糖類，以備低血糖時用。

尋醫問藥，來信必答

問：對於中老年人來說，究竟是應該偏重於靜養生，還是動養生？

答：只靜養不運動是錯誤的，而只運動不知道好好休息就更不對。正確的養生方法應該是動靜相兼，剛柔相濟，亦動亦靜，缺一不可。偏於動養還是偏於靜養，應因人而異。動則生陽，陽虛者應以動養為主，但不可過於劇烈；靜則生陰，陰虛者應以靜養為主，但也必須配合動養。運動不能太慢，最好用變速跑或變速走，就是說，要用你的血液去沖刷你的血管。

問：一般來說，女性老年朋友的壽命為什麼要比男性老年朋友的壽命長？

答：女性老年朋友的壽命長，除了生理特點之外，還在於她們善於靜養。所謂靜養，就是節奏慢，包括呼吸慢，心跳慢，吃飯慢，動作慢……總之，一切都優哉遊哉，她們運動少，吃得少，所謂少吃少動，沒事多睡覺，一句話，活得很舒服。其特點是和龜、蛇一樣，善於節能，善於靜養，於是陽氣耗散得少，陰津保護得好，所以生命的燭光能常亮不滅。

　　而男性老年朋友則相反，喜歡動養，就是節奏快，包括呼吸快，心跳快，吃飯快，動作快，好喝酒，閒聊，玩牌，好運動，睡得少，所謂多吃多動，精力倒是好，但不一定能長壽；有的也能長壽，但活得很累。特點是像虎、豹一樣，大量耗能。於是陽氣耗散得多，陽氣、陰精保護得差，所以生命的燭光熄滅得早。

　　因此相對於老年朋友來說，靜養比動養更能長壽，但動養精力更好。

季節養生，與大自然天人合一

「春夏養陽，秋冬養陰」是經典的養生原則，其原意為順應春生、夏長、秋收、冬藏的季節變化，透過情致與起居調攝，達到養生的目的。

例如：春天是陽長陰消的開始，所以應該養陽。春天主生發，萬物生發，肝氣內應，養生之道在於以養肝為主，原則是：生而勿殺，以使志生。養神志以欣欣向榮。逆之則傷肝，夏為寒變，奉長者少。意思是傷了肝氣，就會降低人體適應夏天的能力。

夏天是陽長陰消的極期，夏天主長，萬物茂盛，心氣內應，養生應以養心為主。要使氣得泄，因為夏天屬陽，陽主外，所以汗多。逆之則傷心，秋天就會得痎證，那麼就會降低人體適應秋天的能力，所謂奉收者少。

秋天是陰長陽消的時候，所以要養陰為主。秋天主收，萬物收斂，肺氣內應，養生應以養肺為主。收斂神氣，逆之則傷肺，冬天則會出現完谷不化的腹瀉，降低了人體適應冬天的能力。

冬天大地收藏，萬物皆伏，腎氣內應而主藏，養生當以養腎為主。逆之則傷腎，春天會生痿病。從而降低了人適應春天的能力。

春季養生三重點：調神、運動加防病

對於春季養生，《素問·四時調神大論》中講到：「春三月，……夜臥早起，廣步於庭，被髮緩行，以使志生，此春氣之應，養生之道也。」春季陽氣生發，萬物復甦，欣欣向榮，生機盎然，順應天地，應晚睡早起，散步於庭院，活動肢體，精神上要豁達舒暢，如反其道，會損傷及肝。因此，春季養生重在調神、運動和防病。

在漫長的冬天裡，人們大多在戶內活動，由於接觸大自然的機會少，人際交往也相對減少，此時，人都有一種煩悶不暢、閉塞困惑的感覺。心情憂鬱會導致肝氣鬱滯，影響肝的疏泄功能，也使神經內分泌系統功能紊亂，免疫力下降，容易引發精神病、肝病、心腦血管疾病等。春季是肝陽亢盛之時，情緒有時又容易急躁，所以，從立春開始在精神養生方面，要力戒暴怒、憂鬱，做到心情舒暢、樂觀向上，保持歡快的心境。從中醫角度來講，春季屬於五行「金木水火土」中的木，而人體五臟與五行對應的是「心肝脾肺腎」。肝屬木，木的物性是生發，肝臟也具有這樣的特性。因此從情緒上講，振奮精神去迎接生機勃勃的春天是有利於養護肝臟的。

春天，大自然生機勃發、蟄蟲甦醒，一派欣欣向榮，真可謂「天地俱生」。具體到人，亦應順應春天陽氣升發、萬物始生的特點。所以在此時我們應做到心胸開闊，精神愉快。而要精神愉快，必須遇事戒怒。「怒」是歷代養生家最忌諱的一種情緒，它是情志致病的禍首。清代曹廷棟在《老老恆言·戒怒》中這樣說：「人借氣以充身，故平日在乎善養。所忌最是怒，怒氣一發，則氣逆而不順，窒而不舒，傷我氣，即足以傷我身。」因為怒不僅傷肝臟，還傷心、傷胃、傷腦等，從而導致各種疾病的發生。所以，一定要把戒怒放在首位。

另外，由於春天氣候多變，會使人的情緒波動較快。特別是對於老年人來說，更加突出。人進入老年，對社會、家庭以及他人承擔的義務減輕，人際關係收縮。再加上神經系統功能的衰退，對外界因素的應急能力大大降低，容易導致心理嚴重失衡，輕則影響生活品質，重則可成為高血壓、冠心病、癌症等身心疾病的誘發因素。所以，老人對於生活中的變遷重要的在於學會適應，隨遇而安，避免心理危機。要樂觀的爭取健康的體態，勇於接受生命歷程中的一切挑戰。

春天萬物復甦，到處都呈現出欣欣向榮的生機勃勃。這時，到戶外遊賞，是極富情趣和養生意義的雅事。郊野的空氣新鮮，飽含著對人體極其有益的負離子。負離子透過人的呼吸進入體內，能使人感到心胸舒暢，大腦清醒，精神振奮。春天乃生長的季節，人順應這一自然規律，投入於踏青的運動之中，必將助陽氣之生發，改善身體的新陳代謝和血液循環，增強心肺功能，調節中樞神經系統，提高人的思維能力。常去春遊，還可改善睡眠，消耗掉一些多餘的能量，使肥胖者達到減肥的目的。

春天是萬木爭榮的季節，人亦應隨春生之勢而動。春季的日出之後、日落之時是散步的大好時光，散步地點以選擇空氣清新的河邊湖旁、公園之中、林蔭道或鄉村為好。散步宜以個人體力而定速度快慢，應以勞而不倦，見微汗為度。老年人以緩步為好，每分鐘約行六十步到七十步，可使人穩定情緒，消除疲勞，亦有健胃助消化的作用。

當然，由於體力和精力的原因，老年人在春季鍛鍊時應注意以下四點：首先是應注意不要太早。初春天氣乍暖還寒，早間和晚間的氣溫都很低，空氣中的雜質也比較多，過早的鍛鍊容易患傷風感冒或

哮喘病、慢性支氣管炎；應在太陽升起後再外出鍛鍊，太陽出來，氣溫回升，空氣中的二氧化碳濃度會減少，這樣可以預防各種疾病的發生。其次是要注意保暖。人在運動後身體會發熱，這時如果不做好保暖措施，就很容易受涼感冒。尤其是身體素養相對較差的老年人，在鍛鍊的過程中和結束後一定要注意保暖，防止感受風寒。第三是春練不能空腹。老年人早晨血流相對緩慢，體溫偏低。在鍛鍊前適當的進食一些如牛奶、麥片等熱量高的食物，還可以補充水分，來增加熱量，加速血液的循環。但是一次進食不要太多，而且在進食後還應稍作休息，隨後再鍛鍊。最後一點就是運動要舒緩，運動量和運動幅度不要太大。由於冬天很多老年人的活動量相對於平時大大減少。因此，剛進入春季的鍛鍊，應當以恢復為主，做一些活動軀體、關節的活動。

在疾病預防方面，春季多風，故春多會因外感風邪引起發熱、惡風、咳嗽等症，治療不當，病邪初起犯肺，進而逆傳心包。如沐浴、酒後、出汗、夜臥等均須注意避免受風，以防造成外風、內風、偏風等各種風疾。春天氣溫上升，細菌、病毒隨之繁殖生長，加上春天人戶外活動增加，使得這一季節的流感、肺炎、流腦、肝炎等流行性、感染性疾病發病增加。中醫將此類致病因素稱為「虛邪賊風」，所以，隨時注意避開此類邪氣，也是春季養生的重要原則之一。

春季天氣逐漸轉暖，隨著氣溫的回升，人很容易因「上火」引發一些疾病。老年人在春天肝陽旺盛，因為肝腎同源，所以容易導致腎陰虧虛。除了用知柏地黃丸給予滋陰降火治療外，平時飲食上應少吃如糯米、麵糰等刺激性及不好消化的食物，多吃如龜板膠、六味地黃口服液等清淡滋補陰液之品。還要多食如動物肝、蛋黃、番茄、胡蘿

蔔、地瓜、橘子等富含維生素 C、B 群及富含鐵的食物。

春季養生，少酸多甘

中醫認為，春季與五臟中的肝臟相對應，很容易發生肝氣過旺，對脾胃產生不良影響，妨礙食物正常消化吸收。甘味食物能滋補脾胃，而酸味入肝，其性收斂，多吃不利於春天陽氣的生發和肝氣的疏泄，還會使本來就偏旺的肝氣更旺，對脾胃造成更大傷害。這正是慢性胃炎、胃潰瘍等疾病在春季容易復發的原因之一。

中醫所說的甘味食物，不僅指食物的口感有點甜，更重要的是要有補益脾胃的作用。在這些食物中，首推紅棗和山藥。現代醫學研究表明，經常吃山藥或紅棗，可以提高人體免疫力。如果將紅棗、山藥、大米、小米一起煮粥，不僅可以預防胃炎、胃潰瘍的復發，還可以減少患流感等傳染病的機率，因此非常適合春天食用。

除了紅棗和山藥之外，甘味的食物還有：大米、小米、糯米、高粱、薏仁、扁豆、黃豆、甘藍、菠菜、胡蘿蔔、芋頭、地瓜、馬鈴薯、南瓜、黑木耳、香菇、桂圓、栗子等，每人可根據自己的口味選擇，最好多吃一些。

此外，要少吃黃瓜、冬瓜、綠豆芽等寒性食品，它們會阻礙春天體內陽氣的生發；多吃大蔥、生薑、大蒜、韭菜、洋蔥等溫性食物，能達到祛陰散寒的作用。

另外，有些地區春季多風乾燥，很多人常被咽喉疼痛、口臭、便祕等「上火」的症狀困擾，適當多吃點養陰潤燥的食物，如蜂蜜、梨、香蕉、百合、冰糖、甘蔗、白蘿蔔等，具有一定的緩解作用。

夏季養生的三大原則與八項注意

　　要想健康快樂的度過暑期，中老年朋友最好遵循以下三大原則：飲食重清淡、精神要平穩、起居需謹慎。

　　夏季氣溫炎熱，此時最好吃些具有祛暑益氣、生津止渴、養陰清熱作用的飲食，宜吃性涼多汁的新鮮蔬果，宜適當飲水和清涼飲料；長夏暑溼之氣容易侵擾人體，使人出現倦乏力、食不振、口無味、身嗜睡的「苦夏症」，此時又宜吃些具有芳香開胃、健脾化溼作用的食品。民間有「冬吃蘿蔔，夏吃薑，不找醫生開藥方」的諺語。夏天以喝老薑湯代茶，可以溫陽散寒，保護腸胃。另外在炎夏季節，老年人因熱天消化液分泌減少、心腦血管不同程度的硬化，故宜吃些清補食物為主，輔以清暑解熱、護胃益脾作用的食物和具有降血脂、降血壓、護血管作用的食品。

　　《黃帝內經》裡指出：「南方生熱，熱生火」，而火熱主夏，內應於心。心主血，藏神，為君主之官。七情過極皆可傷心，致使心神不安。因此《黃帝內經》裡又說：「悲哀愁憂則心動，心動五臟六腑皆搖」，這裡一方面說明了不正常的情志皆可損傷心的功能；另一方面又說明了，若心的功能受到影響，可影響人體的一切機能活動，在這個意義上說，夏季養神就顯得極為重要。老人要心平氣和的度過酷暑盛夏。火氣旺盛，老年人在精神、心理等方面，應息其怒，靜其心，安其神，使神經系統處於寧靜狀態。在日常生活中，要養成心平氣和的性格，常有冰雪在心之感，切不可煩躁激動，這樣才可在炎炎夏日獲得心靈的清涼。

　　夏季天熱，中老年的起居更應得到注意。人們往往選擇陰涼處居住，天時暑熱，注意不可貪涼太過。避免在陰涼通風處露臥，以免

風襲經絡，致成風痺。躺臥應注意遮護臍部，脾胃陽氣虛弱者尤須注意，冷氣入臍可致痛泄。居處避免潮溼坐臥，不恃勇冒雨。不要坐臥於星下，最好睡眠時不開風扇，並要蓋薄被，夜晚用電扇吹，會使人體汗水蒸發加速，容易造成熱傷風感冒。

另外，對於夏季養生，中老年朋友還必須注意以下八點：

首先要睡眠要充足。健康來自於睡眠，俗話說：「每天睡得好，八十不見老。」良好的睡眠能增強人體抗老防病能力。由於夏季蚊蠅騷擾，且天氣炎熱不適，常使人睡眠不足或睡得不香。因此，保證足夠的睡眠是夏季保健的重要環節。最好的入睡時間是晚上十點半或十一點以前，因為十二點是睡眠的高峰，在這段時間裡睡眠品質比較高，如果錯過了，就可能出現入睡難、睡眠品質差等種種問題。老人應當安排一定的時間午睡，以便緩解睡眠的不足。另外在保證睡眠時間的同時，還要注意居室空氣的新鮮流通。室內空氣不流通，氧氣含量減少，二氧化碳等有害氣體增多，會使人醒來後仍覺得睡意濃濃，頭暈腦脹。

其次是要注意莫貪冷飲。過量的吃冷飲會刺激胃腸蠕動，縮短食物在胃腸內的停留時間，影響人體對食物營養的吸收。另外，人體熱量在炎炎夏日裡很難散發，體內胃腸溫度也相對較高，驟然進食大量冷飲，會引起胃腸痙攣、腹痛等。

三是要注意不可久臥。由於夏季天氣比較炎熱，很容易使人感到疲乏無力，所以，在夏季有很多老年人便利用臥床休息來緩解疲勞。傳統醫學注重人體的「精、氣、神」。「氣」是維持生命延續的能源。因此，養氣將有助於提高生命的品質，益壽延年，老人們在夏季適當的躺臥休息或睡眠，可使肢體筋骨管腔竅之氣以及內在臟腑之氣

充盈。但是，如果經常躺著休息或睡眠，不進行肢體活動鍛鍊，則會出現身體懶散，萎靡不振的症狀，時間一長必定會影響健康。當然，老年人精力不濟，適當增加休息時間和次數是應該的，適可而止的睡眠對老人頗有益處，然而一味多睡或臥床不起，則會導致身體軟弱。因此，要順應「春夏夜臥早起，秋季晚臥早起，冬季早臥晚起」的規律，這對防病保健是很重要的。

四是要注意高溫防暑。高溫會使人體生理功能減退，心臟供血輕度不足，常常危及人們的健康。其中最容易發生的就是中暑。一般情況下，人體產熱和散熱正好相等，所以，人的體溫總是維持在三十七度左右。但在強烈的夏日陽光下照射過久，紅外線會使人大腦喪失調節體溫的能力，發生中暑；若外界氣溫高、空氣溼度大、無風，汗液蒸打瞌睡難，體內熱量積蓄過多，也容易中暑；如出汗過多，體內水和鹽大量排出，得不到及時補充，鹽類代謝就會發生障礙，容易發生中暑。預防中暑很重要，外出時要根據自身的體力，決定行程長短，不要太疲勞；人體疲勞，抗暑能力降低，就容易中暑。烈日下要使用遮日的涼帽和涼傘。涼帽要選擇透氣、散熱、通風性能好的，涼傘也要選擇散熱好的。或者可手持大點的羽毛扇。要穿寬鬆、透氣、散熱、散汗性能強的衣服，以保護皮膚不受烈日照射。

五是要注意進補宜益氣。夏日防暑必備藥品盛夏酷暑，高溫燥熱，常使人們食無味、睡不香，容易出現頭暈、頭痛、乏力，甚至噁心、嘔吐等症狀，為了安全度夏，家庭小藥箱中準備一些防暑藥物是很有必要的。

六是要注意防止情感障礙。在炎熱的夏天，有些人會出現情緒、心境和行為異常，尤其是老年人，變化更為明顯，醫學稱這種變化為

情感障礙。所以，對於老年人來說，入夏須防情感障礙。老人夏季情感障礙的發生與氣溫、出汗、睡眠不足和飲食不當有密切關係。為此，老年人在夏季要注意午睡，補充睡眠時間，也可以利用清晨涼爽時刻多睡一會；當氣溫達到三十三度以上時，老年人就不宜進行劇烈體能鍛鍊，以防體能損耗；科學飲食，補充水分和鈉鹽，以防電解質代謝紊亂；在出汗較多時要增加補充鹽分，如多喝菜湯、果汁及含糖、鉀、鈉、氯、鎂等元素的清涼飲料。

七是要注意暑天感冒。大家別以為感冒一般都會在天氣冷的時候出現，其實夏天也會得感冒。這是因為，夏季天氣炎熱，為了散發體內的熱能，人體的表皮血管和汗腺孔擴張，出汗很多，人睡後易使身體受涼而發生感冒。暑天感冒俗稱「熱傷風」，病情較輕的一般無發熱及全身症狀，或僅有低熱、頭痛、全身不適等症狀；病情較重的常有高熱，而且出汗後熱仍不退，並伴有頭痛、沉重如裹、身體疲懶、倦怠無力、口乾但不想喝水、小便黃赤、舌苔黃膩，有些患者還會出現嘔吐或腹瀉等。因此，在夏季大家也要注意身體的保暖，特別是在入睡時，不可大意。特別對於老年人來說，這個節氣還不宜貪涼而露天睡覺，更不要在大汗後而裸體吹風以防感冒，而引發其他疾病。對於暑天發生的感冒，病情較輕時適當服些感冒藥，一般二至三日即可痊癒。對於較重的暑熱感冒可用中藥治療預防暑熱天感冒，主要是鍛鍊身體，增強身體的抗病能力，使身體能夠適應暑天的多變性。

八是要注意警惕心力衰竭。隨著天氣越來越熱，人們應警惕心力衰竭。心衰通常是由高血壓、冠心病、糖尿病等心血管疾病引起的。進入高溫天氣，由於心臟排血量明顯下降，各臟器的供氧能力明顯減低，不少「內心脆弱」者就會引發心衰。患者最初會出現活動後氣短

的症狀；隨著病情的加重，患者會對活動的忍受力越來越差；到最後，患者便只能臥床休息。另外，患者還可能出現易疲勞、食慾減退等症狀。因此，進入高溫天氣一定要注意養「心」。要想預防心力衰竭，平時就要養成好的生活習慣。一定要戒菸戒酒，保持心態平衡，不讓情緒過於興奮波動，同時還要保證充足的睡眠。

耳聾耳鳴要降火

夏天人容易上火，耳聾、耳鳴的發生與上火有一定關係。

耳鳴、耳聾，起病有新久，病症有虛實，一般暴起新病多實，漸起久病多虛。實症多因風熱、痰火，病在肝膽，治宜疏風清熱，瀉火化痰；虛症多因精虧氣陷，病在脾、腎，治宜滋填腎精，補脾升陽。

一、辨症施治

（一）肝膽火盛：症見突然耳鳴或耳聾，頭痛面赤，口苦咽乾，心煩易怒，怒則更甚，或夜寐不安，便祕尿赤。舌質紅，苔黃；脈弦數。治療上多採用清泄肝膽實火法。

基本方藥如下：龍膽瀉肝湯。龍膽草、山梔、柴胡、黃芩、木通、澤瀉、車前子、生地、當歸、大黃、夏枯草、甘草各適量。水煎服，每日一劑。

（二）痰火上擾：症見兩耳蟬鳴，有時閉塞如聾，胸悶痰多，口苦，二便不暢。舌苔薄黃而膩，脈象弦滑。治療上多採用化痰清火，和胃降逆法。

基本方藥如下：溫膽湯加味。陳皮、半夏、茯苓、竹茹、枳殼、僵蠶、黃芩、黃連、菖蒲、青礞石（先煎）、甘草各適量。水煎服，每日一劑。

（三）風熱上壅：症見突然耳鳴或耳聾，發熱頭痛，眩暈，嘔逆，心中煩悶，耳內作癢，咽喉腫痛。苔薄黃而膩，脈浮數或弦數。治療上多採用疏風清熱法。

基本方藥如下：銀翹散加味。荊芥、豆豉、薄荷、銀花、連翹、竹葉、蘆根、桔梗、牛蒡子、柴胡、黃芩、甘草各適量。水煎服，每日一劑。

二、外治法

（一）細辛、石菖蒲、木通、全蠍、丁香各適量，共研為細末，用棉球裹少許塞耳內，或用黃（白）蠟稍熔化，趁熱將藥粉捏成細條狀，納於耳中，待納入藥物化後再換藥，至聽覺恢復為止。

（二）椒目、石菖蒲、磁石各適量，共研末，將黃蠟或松脂熔化，裹藥捏細條，納於耳內，每日換一次。

夏日嚴防口瘡擾

治療口瘡要分虛實，辨臟腑，辨病與辨症相結合，才能取得較好療效。口瘡臨床見症頗多，其中以心脾蘊熱和虛火上炎最為多見。若患者是年輕人，口瘡劇痛，猶如火灼，便乾尿黃，為實熱實火，治療應以清熱瀉火、解毒止痛為主；若患者年老體弱，或女子血虛之體，口瘡隱隱作痛，咽乾舌燥，煩熱或五心煩熱，舌紅少津，為虛熱虛火，治宜養陰生津，清降虛火。

一、辨症施治

（一）外感時毒：口瘡多發於外感後一至二，伴有外感症狀。初起口腔黏膜局部充血、紅腫，微痛，舌尖或唇內出現粟粒樣小紅點或小皰疹，十二小時內皰疹潰破，呈表淺潰瘍，邊界清楚。治療上多採

用清熱解毒，健脾化溼法。

基本方藥如下：銀花、連翹、藿香、木香、佩蘭、茯苓、神曲、枳殼、葛根、白朮、代赭石、旋覆花（包煎）、甘草梢各適量。水煎服，每日一劑。

（二）心脾蘊熱症：口舌多處糜爛生瘡，瘡面紅腫，灼熱疼痛，甚則口臭牙齦腫痛，伴口渴多飲，尿黃便祕。舌紅苔黃，脈滑數。治療上多採用清熱瀉火，蕩滌胃熱法。

基本方藥如下：瀉脾散加減。山梔、黃芩、連翹、大黃、芒硝、薄荷、黃連、竹葉、蓮子心、甘草各適量。水煎服，每日一劑。

（三）脾腎陽虛：症見口舌生瘡，潰瘍臉色白，周圍不紅，數量少，久治不癒，伴四肢不溫，口乾喜熱飲，腰背痠痛，頻尿清長，大便溏。舌淡苔白膩，脈沉弱。治療上多採用溫補脾腎，引火歸源法。

基本方藥如下：腎氣丸加減。附片（先煎三十分鐘）、肉桂、熟地、山茱萸、山藥、丹皮、茯苓、澤瀉、蒼朮各適量。水煎服，每日一劑。

二、外治法

局部治療和整體治療相結合可提高療效。口瘡部位在口腔，除辨症施治、整體調節治療外，尚需局部用藥，使藥物直接作用於口瘡局部。臨床常用梅花點舌丹、西黃醒消丸、六神丸等藥，令病人少量多次含服，以緩解局部症狀，促進潰瘍癒合，提高治療效果。還可以配合錫類散或珠黃散、養陰生肌散外吹患處，既可以減輕疼痛，緩解症狀，又可以促使口腔潰瘍早日康復。

秋季多處需「設防」，養生宜以食為先

　　秋天是萬物成熟、收穫的黃金時節，也是樹木落英，百花凋零的時節。整個秋天從養生角度來說是很關鍵的。因為此時，自然界陽氣日衰，陰寒日生，雨水漸少，天氣乾燥，秋風瑟瑟，自然界一派肅殺之景象。「陽消陰長，熱去寒來。」人體的代謝機能均由盛轉衰，開始進入低潮。而秋天是由漫長酷熱轉冷冬的交替，正考驗身體機能。所以秋天養生，一方面要根據自然界陰氣漸旺的規律，順應自然界斂藏之勢，收藏陰氣，使精氣內聚，以滋養五臟、抗病延年；另一方面要為冬季打好基礎，以維護人體的陰陽平衡。所以在秋季不要損傷陰精之氣，這也就是人們常說的「秋冬養陰」，平時要注意飲食調養。

　　秋季養生首先要防燥護陰。秋屬肺金，主收。酸味收斂補肺，辛味發散瀉肺。秋天宜收不宜散，所以，要盡可能少食蔥、薑等辛味之品，適當多食一些酸味甘潤的蔬果，以及多多補充水分。秋季的起居亦應隨陽氣的收斂重新調整。秋季氣溫多變，應多備幾件秋裝，如夾衣、春秋衫、絨衣、薄毛衣等，做到酌情增減。

　　另外秋季氣候漸轉清涼，日照減少，氣溫漸降，尤其深秋之時，落葉遍地，萬物凋零，秋風肅殺，加上綿綿的秋雨，容易造成人的情緒不穩定，心情煩躁不安，讓人陡生淒涼、垂暮之感。不良情緒的刺激可以影響人體的健康，所以要保持樂觀向上的積極情緒，「調神安神」，使人體上下氣機貫通。這樣可以改善肺的生理功能，減緩秋季肅殺之氣對人體的影響。

　　對於中老年朋友來說，金秋時節天高氣爽，是體能鍛鍊的最佳時間。堅持適宜的體能鍛鍊，不僅可以調心養肺，提高內臟器官的功能，而且有利於增強各組織器官的免疫功能和身體對寒冷刺激的抵禦

能力。秋天空氣品質較佳，不妨多接近自然、多運動，吸收天地精華。特別是老年人，趁著金秋，結伴去野外旅遊，登高遠眺，飽覽秋花爛漫、紅葉勝火等勝景，保持人老心不老的年輕心境，將所有憂鬱、惆悵都丟到一旁，擁有愉悅和諧的心情，煥發出青春少年般的無限活力。不過，秋季需防勞傷太過，以免陰氣外泄，所以鍛鍊時，運動不宜過於劇烈，以免出汗太多，致使津氣耗散。

進入秋季之後，天氣逐漸下降，正值秋高氣爽、五穀飄香的時節。由於此時物質豐厚，氣候宜人，因此人們食慾大增。而且俗話說：「一夏無病三分虛」，在經歷酷暑及「秋老虎」的肆虐後，人體比較虛乏。根據中醫「春夏養陽，秋冬養陰」的原則，這時已進入秋季進補的好時節。

秋季天氣乾燥，宜多吃滋陰潤燥的食物，如銀耳、芝麻、烏骨雞、豬肺、豆漿、蜂蜜等，防止秋燥傷身。正所謂：「木之為舟，無水不行；治燥之法，以潤為貴。」秋季在飲食上要注意滋養津液，適當選食能夠潤肺清燥、養陰生津的食物，以避免燥邪傷害。此外，乳製品、豆類及新鮮蔬菜、水果均宜多吃，這些食物含有豐富的碳水化合物、蛋白質及多種維生素。秋冬季是中老年人呼吸道疾病的多發期。對於有這些病史的進補者來說，食用百合、銀耳等補品有很好的潤肺效果。對於那些有心腦血管疾病的患者來說，秋天多吃堅果，能達到保護心腦血管的目的。

需要注意的是，初秋時人的脾胃尚未完全恢復，不宜多食過於油膩的食物，如有內熱者不能隨意進補。另外，秋天人容易上火，飲食中要少蔥、薑、蒜、椒等辛辣食品，應選擇平補、清補。《素問·臟氣法時論》中說：「肺主秋……肺收斂，急食酸以收之，用酸補之，

辛瀉之」。也就是說酸味收斂肺氣，辛味發散瀉肺。肺屬金，通氣於秋，肺氣盛於秋，而金剋木，即肺氣太盛可損傷肝的功能，故秋天肺氣宜收不宜散，所以秋季飲食應當「少辛增酸」，也就是說要盡量避免吃過於辛辣的食品，以免肺氣太盛，損傷肝臟；而要多吃一些酸性食物，抑制肺氣的亢盛，以增加肝臟的功能。

元代忽思慧在《飲膳正要》裡說：「秋氣躁，宜食麻以潤其燥，禁寒飲。」入秋以後，陽氣漸收，陰氣慢慢增加，不適合吃太多陰寒食物，尤其是老年人應避免吃寒涼食物。因為經過一個長夏後，老年人大多脾胃虛寒，因此不能為了追求清熱解暑，而使飲食偏涼，梨、黃瓜、生菜沙拉等性味寒涼食物盡量少吃，菜最好過個火，燙一燙再吃。

另外，我們在進補的同時還要警惕肥胖症的發生。到了秋天，天氣轉涼，人們的味覺增強，食慾大振，飲食會不知不覺的過量，使熱量的攝入大大增加。再加上氣候宜人，使人睡眠充足，汗液減少。另外，為迎接寒冷冬季的到來，人體內還會積極的儲存禦寒的脂肪。因此，身體攝取的熱量多於散發的熱量。在秋季，人們稍不小心，體重就會增加，這對於本身就肥胖的人來說更是一種威脅，所以，肥胖者秋季更應注意減肥。首先，應注意飲食的調節，多吃一些低熱量的減肥食品，如赤小豆、蘿蔔、竹筍、海帶、蘑菇等。其次，在秋季還應注意提高熱量的消耗，有計畫的增加活動。秋高氣爽，正是外出旅遊的大好時節，既可遊山玩水，使心情舒暢，又能增加活動量，達到減肥的目的。

總之，秋季雖是進補的黃金季節，但各人的身體狀況不同，因此與之相適應的補品也是不同。不恰當的進補方法不僅對身體無益，有

時甚至會損害健康。秋季進補切忌盲目，應在醫生的指導下，進行科學的進補。

冬季養生的全方位提示

冬天草木凋零，獸藏蟲伏，是自然界萬物閉藏的季節，按照「天人相應」的養生原則，冬季養生的宗旨是斂陽保陰，使二者協調。人以腎為「先天之本」，腎主藏精，精為維持人體的基本物質之一。腎在冬季主令，若腎臟虛弱，則無法調節身體適應嚴冬的變化，更無法為來年春季的發生提供物質基礎。因此，冬季養生以護腎為主。

冬季天氣寒冷，是一年中陰氣最盛的時期。傳統醫學對人體的調節滋補十分講究，要求順應天人相應，時臟對應的理論。冬季屬腎，腎主藏精，為生命之根本，是人體生命活動的源泉，它滋五臟的陰氣，發五臟的陽氣。而冬季天寒，寒邪易傷腎陽，故冬季宜調理腎臟，腎強壯人體亦強壯。

因此，冬季宜食溫性食物，以補腎溫陽、填精補髓、培本固元、強身健體。冬季溫補類的食品應營養豐富，含熱量高，有滋養性。冬季應該多食用一些偏於溫熱性的食物，也可食用溫性水果，如紅棗、橘子、柿子等，以補血益腎填精，抵禦寒邪。對於腎虛的男性，冬季進補應多吃魚、蝦、牡蠣和韭菜等食物。這類食物富含蛋白質、牛磺酸、精胺基酸和鋅，動物的鞭和甲魚也是補腎的上佳選擇。

在冬季，一些因腎虛而導致性功能衰竭的老年人，可選用一些壯益腎陽、滋補腎陰的藥粥來補腎滋陰。有陽屢、早洩、遺精的中老年男子，及有白帶過多、陰部冷感、腰膝痠痛、睏倦之力等症候的中老年婦女，可食用從蓉羊肉粥、韭菜粥、鹿角膠粥等粥來壯腎陽。

　　冬季養生我們還應該注意防寒。寒為冬季的氣候特點，寒邪又分內寒與外寒兩種。外寒者，來於天地之間，侵犯人體由表及裡；內寒者，自生於內，是因為身體陽氣不足，無法溫煦而造成的病理現象，其表現為由內向外。對此，體弱及老年人應注意防範。因此冬季為了壯陽護陰，宜適度服用溫補之品，而應忌載硬、生冷食物。冬季宜多食的食物有羊肉、雞肉、鵝肉、鴨肉、蘿蔔、核桃、栗子、白番薯等。冬天為腎氣旺、心氣衰的季節。鹹味屬腎，所以應遵循「少食鹹，多食苦」的原則，同時還應盡量避免吃炙烤油膩難以消化的食物。

　　老年人防寒還特別需要注意防止面癱。在冬季，如果臉部長時間受到冷風的刺激，會造成臉部經絡氣血不通，面神經因缺血而麻痺，受面神經支配的臉部表情肌，就會因營養不足而出現功能障礙，導致面癱。因此，在寒冷的冬天，尤其是颳風的日子裡，一定要小心預防面癱。要預防面癱，首先要注意保暖，應避開寒風對臉部的直接襲擊，尤其是年老體弱、病後、過勞、酒後及患有高血壓、關節炎、神經痛等慢性疾病者，盡可能不要迎風走。如果外出時，為了避免冷風侵襲，最好戴上口罩；開快車時不要大開車窗，車內保持溫暖。此外，由於面癱多與感染病毒有關，所以要注意及時增減衣服，預防病毒感染。其次要多吃水果蔬菜。尤其是在冬春轉季的時候，可以多吃些韭菜、芹菜、春筍、芥菜等，既可增強體質，又可增強抗病能力。同時，身體虛弱者還要增強體質，以提高抗病能力。不同年齡、不同體質的人，可根據自身的具體情況選擇不同鍛鍊專案，如散步、跑步、體操、打太極拳、爬山、跳舞等。

　　在精神調養方面，嚴冬臘月，寒風凜冽，雨雪紛飛，江河冰封，

草木枯瘦，如此萬物凋零之象，常會使人觸景生情，情緒低落，尤其是老弱多病之人，情志的變化更為明顯。因此，精神調攝十分重要。冬季的精神調攝，重在安定心志注意神情安靜，不要使情志偏激，以免騷擾潛伏的陽氣。正如《素問·四氣調神大論》中說：「使志若伏若匿，若有私意，若已有得。」這裡即是指適應冬季精神調攝的「養藏之道」。

在冬季養神，需清心寡欲，寵辱不驚，要著眼於「藏」。具體到人體的精神活動，就是說人們冬季要學會調攝情緒，把神藏於內。要使「神藏於內」，就要加強道德修養，做到清心寡欲，寵辱不驚。清心寡欲，就是要節制對私欲和名利的奢望。這種平和的心理狀態能將人體血液流量和神經細胞的興奮度調至最佳狀態，並能使一切苦悶的情緒一掃而光，從而達到無憂無愁、身心健康的目的。

在房事養生方面，冬季氣候寒冷，陰盛陽衰，勞作宜少，性興奮和衝動也隨季節而衰減。因此，冬季房事調攝也應掌握「養藏」的原則。中醫認為精、氣、神是人生三寶，其中尤以精為根基，誠如《素問·金匱真言論》所說：「夫精者，身之本也。」古人還有一些關於保精方面的經驗之談：「善養生者，必寶其精，精盈則神全，神全則身健」、「善保精者多高壽，過損精者必早衰。

人的身體和自然界一樣，也是隨著四季的變化而變化的。性生活作為人的一種生理現象，不但有其自然規律，而且受自然界變化的影響。人應該根據四季的變遷來調節性生活，使性生活符合自然規律，使身體處於健康狀態，以適應自然界春生、夏長、秋收、冬藏的變化規律。冬季氣候寒冷，萬物枯萎，禽獸潛蹤，陽氣藏封。按照天人相對的原則，人類的性生活也必須嚴格控制為好，應盡可能減少性生活

的頻率。

另外，在情緒波動，情志異常，或是遠行疲乏、過度勞累、運動後大汗淋漓等勞傷的情況下，應忌房事，以免在身體虛弱時再行房事，更耗傷精血，進而損傷臟腑，違背「秋冬養陰」的原則。

在起居方面，冬季還要早睡，起床不妨稍遲。早晨鍛鍊也不宜起得過早，最好在日出時，選擇活動量較大的動作，使身體出一些微汗即可，這樣不僅可以避寒取暖，而且還能使經、氣、血、脈活動旺盛，從而使精、氣、神達到「增強和內收」的目的。

冬季按摩壯腰腎

冬天氣候寒冷，萬物肅殺，是寒冷當令的季節。中醫理論認為，寒與腎五行相應，最易耗傷腎的陽氣，容易發生腰膝冷痛、易感風寒、夜頻尿多、陽痿遺精等病症。因此，冬令注意對腎臟的保養十分重要。

腎喜溫，腎虛之人容易出現內分泌功能紊亂，免疫功能低下，怕冷，容易感冒，並可影響其他臟腑器官的生理功能。要想腎精充盛、腎氣健旺，保健按摩是一種有效的方法。以下幾法有助於養腎。

一、按摩腰眼

腰眼穴在帶脈（即圍繞腰部的經脈）中間，位於背部第四腰椎棘突下，旁開約三點五寸凹陷中，是腎臟的位置。兩手對搓發熱後緊按腰眼處，稍停片刻，然後用力向下搓到尾閭部位（長強穴）。每次做五十至一百遍，每天早晚各做一次。經常按摩腰眼可以溫煦腎陽、暢達氣血。

二、晃腰健腎

自然端坐於沙發、凳椅或床邊，雙手插腰，呼吸自然，緩慢向左晃動腰身三十六次，再向右晃動三十六次，晃動時畫大圈，頭部亦隨之而緩慢晃動，一般早晚各練一次。此法對老年朋友頻尿、尿滴瀝不暢等症狀有明顯的改觀。

三、摩耳健腎

雙手握空拳，以拇指、食指沿耳輪上下來回推摩，直至耳輪充血發熱。此法有健腦、強腎、聰耳、明目之功，可防治陽痿、頻尿、便祕、腰腿痛、頸椎病、心慌、胸悶、頭痛、頭昏等疾病。

四、揉丹田

丹田位於臍下三寸，也就是大概臍下五橫指左右的區域。將手搓熱後，用右手中間三指在該處旋轉按摩五十至六十次。能健腎固精，並可改善胃腸功能。

五、按腎俞

腎俞穴位於第二腰椎棘突下，左右兩指寬處。兩手搓熱後用手掌上下來回按摩至五十至六十次，兩側同時或交替進行。對腎虛腰痛等有防治作用。

六、摩湧泉

湧泉穴位於足底部，在足前部凹陷處，第二、第三趾趾縫紋頭端與足跟連線的前三分之一處。用右手中間三指按摩左足心，用左手三指按摩右足心，左右交替進行，各按摩六十至八十次至足心發熱為止，能強筋健骨，引虛火下行，對心悸失眠、雙足無力等有防治作用。

此外，兩手搓熱，在腹部丹田按摩三十至五十次，可增強人體的

免疫功能，達到強腎固本、延年益壽的作用。

應對冬天三大常見病

一、感冒

風熱感冒：冬天的感冒仍以風熱型為多，主要可見到發熱、咽痛、鼻涕濃稠、口渴。可服銀翹解毒丸、雙黃連口服液等。

風寒感冒：主要以發熱、流清涕、頭痛、身困、咳嗽為主。可服感冒熱飲等。

冬天感冒無論風熱、風寒，病程大都為七天，應注重休息，多喝開水。

二、流感

流感是流感病毒引起的急性上呼吸道疾病，有很強的傳染性。其特點是：高熱、全身痠痛、乏力、咳嗽、流鼻涕、咽痛，病程約七天。傳染性強，體弱的易併發肺炎。

治療流感應臥床休息、多飲水，服板藍根沖劑，雙黃連口服液。

三、氣管炎

氣管炎是氣管、支氣管黏膜發炎，或慢性病在冬天加重，並易發展為阻塞性肺氣腫、支氣管肺炎、支氣管擴張。

常見症狀有怕冷、頭痛、鼻塞、咳嗽、痰難吐、無汗，可服通宣理肺丸。喘咳的可服麻黃止嗽丸，痰黃稠的可服清肺化痰丸、蛇膽川貝液、橘紅丸或羚羊清肺丸。以上症狀輕的可選服以上藥，症狀重的要去醫院。

出現高熱、寒顫、咳痰增多、胸悶、氣喘是併發支氣管肺炎的徵象，應立即就醫。

若出現反覆咳大量濃痰，甚至咯血，就可能是支氣管擴張，應到醫院檢查。

如出現不明原因的刺激性咳嗽及痰中帶血絲，因警惕肺癌，請就醫。

避免受寒及勞累怕冷，可服化痰的藥，如：竹瀝化痰丸，或複方魚腥草片。

冬病夏治，養生也要防患於未然

四季寒溫的變化直接影響著人體陰陽的消長及疾病的病情變化。通常疾病在春夏季節因陽長而易於熱化，在秋冬季節則因陰長而易於寒化。因此按照四時的特點，在防治疾病時，就要有「熱化」和「寒化」的區別論治。《黃帝內經》有「熱無犯熱，寒無犯寒」的理論，以及「用寒遠寒，用熱遠熱」等治療原則。同時，中醫保健養生還主張，寒涼之氣主令之時，當慎用寒涼性藥物；溫熱之氣主令之時，則當慎用溫熱性藥物。這都在告訴我們，疾病應按照四季人體的變化而分別論治。

《素問・四氣調神大論》中提出了「春夏養陽，秋冬養陰」的原則，這在疾病的治療中具有很重要的指導意義。如陽虛之人可在春、夏季服用助陽藥，這主要是為了借助春夏人體陽氣的旺盛而增強溫陽的效果；與此同撞，陰虛之人可在秋冬之時服用滋陰劑，以借助人體陰氣欲旺之勢來很好的進行滋陰。因此，順應四時防治疾病，是養生保健的一種重要方法。

一年中每個季節各有特點，因此易感染疾病也有所不同，這就是說，許多病變的發生，與四季氣候的變化有著密切的聯繫，從而形成

了一年四季發病的客觀規律，掌握這些因季節而發病的規律，對於我們防治疾病有著重要的意義。

中醫學博大精深，中醫養生注重「未病先防」、「既病防變」、「病盛防危」。大家是否有過這樣的經歷，以前冬天的時候，不少人手足長凍瘡，一開春會慢慢痊癒。有的醫生會建議患者在夏天時用生薑或者辣椒用力摩擦手足，到了來年冬天，凍瘡就不會復發了。事實上，這就是典型的「冬病夏治」中醫預防養生思想的具體展現。

說道「冬病夏治」，在《素問・四氣調神論》中有這樣的記載：「夫四時陰陽者，萬物之根本也。所以聖人春夏養陽，秋冬養陰，以從其根，故萬物沉浮於生長之門。逆其根，則伐其木，壞其真也。」這段話的大致意思是，人體陰陽和自然界陰陽變化是相一致的，人應在春夏時節保護體內陽氣的生長，以順應自然陽氣的生長；在秋冬之時保養人體的陰氣，使體內陰氣得以收藏。如易患凍瘡之人，多為體內陽氣不足，入冬以後，體內陰寒之氣漸盛，血液循環就受到阻礙，肌膚失於濡養所致。如果在春夏陽氣旺盛之際，用生薑等摩擦手足，一方面借助夏季陽氣生發、人體陽氣有隨之旺盛之趨勢，體內寒凝之氣易解，以達到扶陽祛寒的目的；另一方面可以為秋冬儲備陽氣，到冬天體內就有足夠的陽氣去對抗陰寒之氣，從而達到調整陰陽，提高抗病能力的目的。

那麼，究竟如何理解「冬病」呢？傳統意義上的「冬病」一般是指易於在冬季發病或者在冬季病情易加重的疾病。從中醫學上來講，「冬病」概念的外延要略寬泛些，主要是人體易於受寒氣侵襲的疾病。常見的「冬病」，如感冒、支氣管炎、支氣管哮喘、慢性阻塞性肺氣腫、過敏性鼻炎、風溼與類風溼性關節炎、老年畏寒症以及中醫

脾胃虛寒類疾病等。這些疾病發作呈明顯的季節性，並且在秋冬季發病率高，常反覆發作。

什麼是「夏治」呢？這個理解起來其實比較容易，就是針對冬季容易發作的的疾病在夏天時進行對症治療，以期透過改善人體的陰陽平衡，來達到使冬病大大降低發病率和減緩症狀，有些甚至可以達到根治的目的。

「冬病夏治」屬於中醫的內病外治法，其中使用最多的是敷貼療法。通常採用將藥物在特定穴位上進行貼敷，達到鼓舞正氣、驅逐宿邪、痰飲和瘀血、疏通經絡、活血通脈、溫經散寒等作用，使人體陽氣充沛，抗寒能力增強，經絡氣血貫通，並可針對個體體質不同，透過益肺、健脾、補腎等藥物扶助人體的陽氣，糾正虛寒體質，使氣血流通順暢，水谷精微輸布正常，從而達到治本的目的。

根據傳統中醫理論，人體陽氣春夏多生發而旺盛，秋冬季多收斂而衰弱，這是人與自然相適應的結果。「冬病」發作根源是因為冬季寒邪強盛、陽氣虧損。「冬病夏治」則是中醫學「天人相應」與「治未病」思想。盛夏時節，陽氣強盛，陰寒之氣頓消，在此季節治療「冬病」，就是利用夏季氣溫高，身體陽氣充沛的有利時機，採用扶正固本、截治病根諸法，調整人體陰陽平衡，祛除體內沉痼，培補虧損陽氣，增強身體免疫功能，更好的發揮中藥的療效，達到預防「冬病」發作或激底剷除病根，可收到事半功倍之效。

尋醫問藥，來信必答

問：楊老師，我的父母已經進入了老年，眼下春天來了，對於他們的飲食您有什麼好的建議嗎？

答：春天剛到，氣溫仍然比較寒冷。此時，老人的飲食營養構成

要以高熱量為主，應選用黃豆、芝麻、花生、核桃以及穀類製品等食物。還需要補充一些如雞蛋、魚類、蝦、牛肉、雞肉、兔肉和豆製品等優質蛋白質食品。

立春後，細菌、病毒等微生物會隨著氣候轉暖而開始繁殖，容易侵犯人體而致病。所以，老人在飲食上應攝取足夠的維生素和無機鹽，以增加免疫能力。如柑橘、檸檬、小白菜、油菜、青椒、番茄、胡蘿蔔、莧菜等水果和蔬菜中維生素與無機鹽含量最多。

另外，老人在這個時候的食補方法應根據個人體質及病情而定。一是採用清補的方法，這類食物有梨、蓮藕、百合、甲魚等，這種方法對於有陰虛內熱的老人比較適合。對於病中或病後恢復期的老人進補，一般應以清涼、味鮮可口、容易消化的食物如大米粥、昔米粥、赤豆粥、蓮子粥、青菜泥、肉鬆等為主。二是採用平補法，這類食物有蕎麥、昔仁等穀類；豆漿、赤豆等豆類；橘子、蘋果等水果以及芝麻、核桃等乾果。這種方法對於有早衰現象者，患有各種慢性病而形體消瘦者，腰痠、眩暈、臉色萎黃、精神萎靡者，反覆感冒者，哮喘在春天易發作者比較適合。

問：楊老師，我爸剛從職位上退休不久，奇怪的是他上班時身體好好的，大病小痛全無，現在退休閒了下來，成天都說這裡痛，那裡不舒服，這是怎麼回事呀？

答：很多老年人在退休之後，便逐漸變得閒散懶惰起來。他們認為，自己辛苦了大半輩子，現在也該享享清福了。卻不知，坐享清福反而更容易讓人衰老。有位科學家曾說過：「人體器官得不到應有的鍛鍊，同器官過度緊張一樣，都會影響身體健康。」

老年人如果每天無所事事，過於追求舒適的享受，時間一久就會

使體力和智力懈怠下來，讓人變得百無聊賴，思想空虛，於是腦子裡的失落感和衰老感便會慢慢的油然而生。在這種消極的思緒中，精神會變得萎靡不振。而且，因情緒的長期憂鬱，還會導致人體各器官的生理功能紊亂，本來老年人的身體就在走下坡路，如果這樣下去只會使人衰老的更快。

此外，一個人終日閒坐不動，還會導致血液循環流通不暢，極易發生皮下水腫和肌肉萎縮，從而使內臟器官退化更快，衰老也就如影相隨，相伴而來了。

所以在此建議你父親注意日常鍛鍊。機會合適不妨找點事情發揮一下「餘熱」，他又會像以前一樣健健康康了。

電子書購買

國家圖書館出版品預行編目資料

養生，你的人生才能從退休後開始：辛苦了大半
輩子，你該做的不是養老，而是享受下一個三十
年 / 楊力著 . -- 第一版 . -- 臺北市：崧燁文化事
業有限公司，2021.09
　　面；　公分
POD 版
ISBN 978-986-516-817-9(平裝)
1. 健康法 2. 養生
411.1　　　110013663

養生，你的人生才能從退休後開始：辛苦了大半輩子，你該做的不是養老，而是享受下一個三十年

臉書

作　　　者：楊力
發 行 人：黃振庭
出 版 者：崧燁文化事業有限公司
發 行 者：崧燁文化事業有限公司
E - m a i l：sonbookservice@gmail.com
粉 絲 頁：https://www.facebook.com/sonbookss/
網　　　址：https://sonbook.net/
地　　　址：台北市中正區重慶南路一段六十一號八樓 815 室
Rm. 815, 8F., No.61, Sec. 1, Chongqing S. Rd., Zhongzheng Dist., Taipei City 100, Taiwan (R.O.C)
電　　　話：(02)2370-3310　　傳　　　真：(02) 2388-1990
印　　　刷：京峯彩色印刷有限公司（京峰數位）

定　　　價：375 元
發行日期：2021 年 09 月第一版
◎本書以 POD 印製